TERAPIAS DE
OXÍGENO

NATHANIEL ALTMAN

TERAPIAS DE OXÍGENO

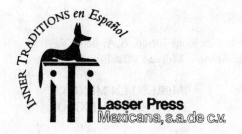

INNER TRADITIONS en Español

Lasser Press
Mexicana, s.a.de c.v.

Ilustración y diseño de cubierta: Nora Wertz

Título original: *Oxygen Healing Therapies*
Traducción al español: Eulalia Mª Moreno
De la edición en inglés de Healing Arts Press, Rochester, Vermont, USA.
Healing Arts Press es una división de Inner Traditions International

Las solicitudes de suscripción a través de Internet e-mail se deben enviar a:
majordomo@io.org ; **escriba en la primera línea:** subscribe oxytherapy-1

Nota al lector: Este libro fue escrito con la intención de ser una guía informativa. El objetivo de los remedios, enfoques y técnicas aquí descritos es el de ser un suplemento y no un sustituto del cuidado y tratamiento médico. No se deberán utilizar para tratar un padecimiento grave sin consultar previamente con un especialista.

ISBN 0-89281-527-2 (Inner Traditions)
ISBN 968-458-488-1 (Lasser Press Mexicana, S.A. de C.V.)

Producción editorial: Ediciones Étoile, S.A. de C.V.
Dirección editorial: Antonio Moreno y Ladrón de Guevara

IMPRESO EN MÉXICO
PRINTED IN MEXICO

*Este libro está dedicado
a la memoria de
A. de B.*

Contenido

Advertencia

El autor de este libro no es médico. El contenido de esta obra se presenta como un cuestionamiento histórico, filosófico y científico y no pretende ser un consejo, diagnóstico o tratamiento médico de ninguna clase.

Aunque los estudios realizados han demostrado la seguridad de la oxígenoterapia en todos los niveles de dosificación establecidos, se debe recordar que el ozono y el peróxido de hidrógeno son poderosos oxidantes. Pueden ser peligrosos si no se almacenan, manipulan y utilizan de la forma apropiada. Los oxidantes como el peróxido de hidrógeno de grado médico siempre deben estar correctamente etiquetados y mantenerse fuera del alcance de los niños. El autor y el editor previenen en contra del autotratamiento con terapias bio-oxidantes. Cualquier tratamiento médico se debe realizar bajo la supervisión de un especialista.

PRÓLOGO

Este libro es una guía para el consumidor sobre las terapias bio-oxidantes. Está presentado de una forma inteligente que estimulará el reconocimiento mundial de los beneficios terapéuticos del ozono y el peróxido de hidrógeno. Muchos de los datos que se encuentran en este trabajo serán analizados por primera vez para la inmensa mayoría de los profesionales y consumidores del campo de la salud. Las evidencias muestran que en la actualidad millones de personas pueden tener tratamientos eficaces para una multitud de enfermedades consideradas incurables. Si estas sustancias se administran adecuadamente, la casi absoluta ausencia de efectos colaterales coloca las terapias con ozono y peróxido de hidrógeno dentro de una clase superior de agentes terapéuticos nunca antes identificados.

Los términos que se usan para describir el tema principal de este libro —el oxígeno, el ozono, el peróxido de hidrógeno, los antioxidantes y los radicales libres— pueden resultar confusos. Palabras como "oxidación" y "oxigenación" se usan para describir ciertos eventos químicos referidos al oxígeno, ozono o peróxido de hidrógeno, que a veces desafían el entendimiento de incluso los mejores bioquímicos. Para ilustrar lo confuso que puede llegar a ser, tomemos el término *terapia bio-oxidante*, que se usa como tema central en este libro.

El prefijo *bio* se refiere propiamente al término biológico que significa "vida" o "vivo". El término *oxidante* hace que la mayoría de la gente piense en oxígeno. Cuando se usan juntos, uno entendería "vida-oxígeno". Sin embargo, no es así.

La oxidación (aunque suene como oxígeno) no es lo mismo que la oxigenación. Propiamente dicho, el término *oxidación* significa la "apropiación", "absorción" o "limpieza" de un electrón de cualquier molécula que tenga uno disponible. Por otro lado, la *oxigenación* es un término que significa un *incremento* en el número de moléculas de oxígeno. Muchas cosas pueden causar la oxidación (la vitamina C es un buen ejemplo), la cual no incrementa el número de moléculas de oxígeno en una reacción química. El oxígeno, por su parte, puede ocasionar la oxidación mientras que al mismo tiempo añade más moléculas de oxígeno. Esto es lo que se llamaría propiamente oxigenación.

La vida y la salud dependen del equilibrio químico del cuerpo. Algunas reacciones químicas progresan en una dirección llamada oxidación. Otras reacciones químicas van en la dirección opuesta, conocida como reducción. Todos los procesos vitales dependen de que estas dos reacciones estén en equilibrio dinámico.

Dicho equilibrio es difícil de lograr a causa de las muchas influencias externas que están a nuestro alrededor, y que trabajan en esta oxidación sensorial y en las reacciones de reducción —tales como la contaminación del aire o del agua. Cada vez tenemos mayor evidencia de que estos factores del ambiente externo pueden ocasionar que los sistemas corporales oxidantes y antioxidantes se colmen. El efecto es que el cuerpo pierde gradualmente la capacidad de oxidar adecuadamente. Una consecuencia importante es el efecto negativo sobre el sistema inmunológico y su capacidad de defenderse contra las infecciones, alergias, toxinas y otros agentes ambientales. Esto nos da una razón para considerar el uso de oxidantes como el peróxido de hidrógeno y el ozono para estimular el sistema de enzimas oxidantes del cuerpo y devolverle así el equilibrio y la salud.

Cuando se usa el peróxido de hidrógeno y/o el ozono como agentes terapéuticos, se demuestra enseguida que son muy útiles para el tratamiento de una amplia variedad de enfermedades aparentemente no relacionadas. Ya que la mayoría pensamos que hay "una causa, una enfermedad y una cura", tenemos dificultades para aceptar la idea de que se haya descubierto una panacea de amplio-espectro. Por ejemplo, el concepto de que el peróxido de hidrógeno pueda ser una panacea por sí mismo no está tan lejos de pensarse cuando empezamos a explorar el papel de esta sustancia en el metabolismo corporal.

El peróxido de hidrógeno se fabrica en el cuerpo y se mantiene a un nivel constante durante toda la vida. Es parte de un sistema que ayuda al cuerpo a regular las membranas de las células vivas. Es un regulador hormonal, necesario para que el cuerpo produzca varias hormonas como estrógenos, progesterona y tiroxina. Es esencial para la regulación del azúcar de la sangre y la producción de energía dentro de todas las células del cuerpo. El peróxido de hidrógeno ayuda a regular ciertos elementos químicos que operan en el cerebro y sistema nervioso. Tiene un efecto estimulador y regulador del sistema inmunológico y puede eliminar, directa o indirectamente, virus, bacterias, parásitos, fermentaciones, hongos y otras variedades de organismos dañinos. Nuestros estudios demuestran el efecto positivo metabólico de una infusión intravenosa de peróxido de hidrógeno. Su capacidad de oxidar casi cualquier sustancia fisiológica patológica, además de producir un incremento del oxígeno celular en tejidos y tendones, han demostrado tener un valor terapéutico.

El ozono, ya que es reducido a peróxido de hidrógeno después de penetrar en el cuerpo, produciría los mismos efectos. Una vez que se conozca mejor la relación del peróxido de hidrógeno con el metabolismo humano será más fácil comprender la multitud de efectos de la oxigenoterapia en una amplia variedad de enfermedades.

Muchos de estos descubrimientos están documentados en el libro de Nathaniel Altman. La evidencia por él presentada debe estimularnos a tener una nueva apreciación de las potenciales propiedades curativas de las terapias bio-oxidantes. La información que aquí se presenta añadirá nuevas páginas a la historia de la medicina moderna.

Dr. Charles H. Farr, Ph. D.
Fundador y director médico de la
Fundación Internacional de Medicina Bio-oxidante
Nominado para el Premio Nóbel de medicina 1993

AGRADECIMIENTOS

Me gustaría dar las gracias a las siguientes personas que me ayudaron en la creación de este libro proporcionándome información, revisando los capítulos, ayudándome a hacer contactos con otras fuentes de información y ofreciéndome consejo y aliento:

Dr. Michael Carpendale, Silvia Menéndez Cepero, PH.D., Geoffrey Rogers, Dr. Toby Freedman, Alison Johnson, Mildred Aissen, Gabriel Mendoza, Hilton Santos, Dr. Gerard Sunnen, Stuart Rynsburger, D.C., Dr. Comandante Michael E. Shannon, Carlos Hernández Castro, Ph.D., Dr. Siegfried Rilling, Dr. Horst Kief, Dr. Jon Greenberg, Dra. Julianne Sacher, Lilya Zevin, Dr. John C. Pittman y Dr. Frank Shallenberger.

Un agradecimiento especial al Dr. Siegfried Rilling y a Haug Publishers por el permiso de reproducir las gráficas del libro *The Use of Ozone in Medicine;* al Dr. Horst Kief por el permiso de usar fotografías de sus pacientes; al Dr. Charles H. Farr, por el permiso de utilizar su tabla de efectos del peróxido de hidrógeno en la gripe de Shangai; a Mark Konlee por el permiso de emplear material de su libro *AIDS Control Diet* y a la Dra. Julianne Sacher por el permiso de reproducir la información que se encuentra en su artículo sobre los complementos de vitaminas y minerales.

Asimismo me gustaría agradecer a aquellos que han trabajado sin descanso para ayudar al conocimiento general de las terapias bio-oxidantes, incluyendo a Ed McCabe, Geoffrey Rogers, Gary Null, Walter

Grotz, Conrad LeBeau y por último al Padre Richard Wilhelm. Deseo agradecer el papel especial del Dr. José Alberto Rosa, el cual me llevó a estudiar seriamente las terapias bio-oxidantes.

Finalmente me gustaría dar las gracias al Dr. Charles H. Farr por haberme ofrecido material, haber revisado el manuscrito y haberme proporcionado generosamente el prólogo de este libro.

Introducción

Mi interés en las terapias bio-oxidantes es el resultado de haber sido la persona que más cuidó a un amigo con SIDA en estado muy avanzado, quien fue enviado del hospital a su casa, para morir.

Durante las semanas finales de su vida le administré diariamente infusiones de peróxido de hidrógeno de nivel médico diluido en un 30 por ciento, bajo supervisión médica. Para mi asombro, fue una de las únicas terapias que pareció ayudar. Aunque mi amigo no sobrevivió, quedamos impresionados de cómo las infusiones le dieron energía, paz interior y optimismo. Experimentó mucho menos malestar que antes que empezara a proporcionarle las infusiones y también pudo dormir mejor. Además aplicamos peróxido de hidrógeno, sin diluir, directamente sobre los sarcomas de Karposi de sus pies, y disminuyeron a la mitad en un plazo de tres semanas.

Al haber estado interesado en las terapias naturales complementarias durante veinte años, me quedé intrigado con el poder curativo del peróxido de hidrógeno: si podía lograr tal diferencia en la calidad de vida de una persona moribunda con SIDA, ¿cómo podría ayudar a las personas que no están al borde de la muerte?

El ozono —otra de las terapias bio-oxidantes— se ha usado mucho en Europa, durante unos treinta años, para tratar gran variedad de enfermedades, incluyendo el corazón, cáncer y SIDA. No obstante, los médicos de Estados Unidos y Canadá que emplean las terapias bio-oxidantes suelen ser perseguidos por las autoridades médicas estatales y las sociedades médicas. Algunos incluso han tenido que retirarse.

He aquí una sustancia natural que podría tener un mayor impacto en la salud y que es barata, segura y fácil de administrar. Miles de médicos la usan en Europa con millones de pacientes, pero es ilegal utilizarla en la mayoría de los Estados Unidos. De hecho cientos de personas abandonan Estados Unidos y Canadá cada año para recibir estas terapias en cualquier otro lugar. Pagan el viaje de su bolsillo, ya que el seguro no cubre tratamientos "experimentales". Al mismo tiempo, las publicaciones tradicionales ignoran completamente las terapias bio-oxidantes, y (hasta ahora) los únicos libros sobre el tema son publicados por los mismos autores.

Enseguida empecé a leer todo lo que pude acerca del peróxido de hidrógeno y el ozono. También asistí a una conferencia de la Fundación Internacional de Medicina Bio-oxidante (ahora Asociación Internacional de Medicina Oxidante) donde participé en talleres y conferencias y estudié la literatura médica escrita por docenas de médicos, químicos y otros investigadores científicos.

Aunque ya había escrito sobre la medicina holística y alternativa durante veinte años, no había obtenido ninguna información acerca de las terapias bio-oxidantes hasta las últimas etapas de la enfermedad de mi amigo. Existen varios libros de publicación propia y algunas personas como Ed McCabe, Gary Null y Walter Grotz que han luchado por educar al público durante años, pero muchos otros (incluyéndome a mí) no habíamos escuchado nada relacionado con estas terapias.

También supe, para mi sorpresa, que se ha publicado una enorme cantidad de literatura médica y científica acerca del uso médico del ozono y el peróxido de hidrógeno durante los pasados sesenta años. Aunque unos cuantos artículos han sido publicados en revistas muy conocidas como *Science*, *Cancer* y *The Lancet*, la mayoría se publicaron en revistas científicas que rara vez lee el público en general. Pronto me di cuenta de que había mucho que aprender sobre el ozono y el peróxido de hidrógeno, especialmente en su posible aplicación en las áreas de medicina preventiva. Aprendí que algunos de los más excitantes trabajos en el campo de la terapia con ozono se realizan en Rusia y Cuba, pero fuera de esos países sale poca de esa información.

Decidí que era necesario escribir un libro objetivo y científicamente documentado, aunque fácil de leer para el lector profano. Siempre he creído que la información es vital para capacitarnos a la hora de tomar decisiones inteligentes sobre nuestra salud y quería reunir la información más reciente y fidedigna sobre las terapias bio-oxidantes: qué son, cómo funcionan y qué pueden hacer para mejorar el proceso curativo. También quería introducir estas terapias como parte de una aproximación holística a la salud en la cual la depuración del cuerpo, la dieta y el ejercicio podían aumentar las cualidades terapéuticas del peróxido de hidrógeno y el ozono.

Escribir este libro ha sido una experiencia increíble. Mi investigación me llevó hasta Alemania y Cuba, y a conocer a científicos de Rusia, Francia y todo Estados Unidos, muchos de los cuales han contribuido al contenido de este libro. He leído cientos de artículos y he platicado con muchos pacientes que han recibido terapias bio-oxidantes.

Me he quedado asombrado, aunque no sorprendido, ante la continua oposición de las autoridades médicas y el gobierno de Estados Unidos en contra de la investigación de estas terapias, dejando aparte el permiso de su uso bajo supervisión médica. Aunque no siempre es una "cura milagrosa", la seguridad, efectividad y aplicación médica demostradas del peróxido de hidrógeno y el ozono garantizan mucha más atención que la que han recibido por parte de la prensa y la comunidad médica y científica. El hecho de que no sean patentables, que sean baratos y útiles en el tratamiento de docenas de enfermedades juega un papel importante en esta situación. A diferencia de los fármacos más caros, la cirugía y otras modalidades médicas avanzadas, estas sencillas terapias no van a llenar los bolsillos de médicos, laboratorios farmacéuticos, fabricantes de equipo médico, compañías de seguros y hospitales. Ya que estos intereses —de organizaciones políticas, profesionales y comerciales principalmente— influyen en la dirección de la política sanitaria de Estados Unidos y otros países, las futuras investigaciones de terapias bio-oxidantes probablemente no serán iniciadas por ellos.

En mi opinión, los científicos y médicos cubanos están a la vanguardia en cuanto a la investigación y utilización de estas terapias, sobre todo la de ozono. Los estudios científicos y clínicos han demostrado que el uso de ozono tien muchísimo valor para los países en vías de desarrollo. Es seguro, fácil de usar y es aplicable en una gran vairedad de enfermedades a bajo costo. El uso del ozono puede mejorar marcadamente el nivel sanitario de los que viven en el Tercer Mundo.

El futuro de las terapias alternativas como el ozono y el peróxido de hidrógeno está en manos del consumidor. En Estados Unidos el 43 por ciento ha consultado con algún médico alternativo durante este año.La cifra en los países latinoamericanos debe ser mucho más alta. Los consumidores sostenemos la industria de la salud a través de impuestos y comprando sus productos y servicios. Debemos reclamar el derecho a la libertad de elegir la modalidad de terapia que queramos para nosotros mismos y nuestra familia y no que estas decisiones personales las hagan otros por nosotros.

El propósito de este libro no es persuadir a nadie de usar el ozono o el peróxido de hidrógeno, sino más bien es presentar los hechos que existen acerca de estas terapias y mostrar cómo se usan en clínicas y hospitales de todo el mundo. Esperamos que este libro estimule la discusión y tal vez al final conduzca tanto al público como a la comunidad científica y médica a tomar más en serio el potencial terapéutico del peróxido de hidrógeno y el ozono. Como resultado los consumidores podrán tomar decisiones más correctas y documentadas en cuanto a las opciones del cuidado de su salud.

PRIMERA PARTE

FUNDAMENTOS

En una era de especialización médica cada vez mayor, con procedimientos médicos complejos y a veces cuestionables, y medicamentos caros, a menudo inefectivos, los consumidores del campo de la salud están interesados en regresar a lo básico. Buscan terapias seguras y efectivas que mejoren de modo natural sus poderes curativos innatos. Esperan terapias que causen un mínimo de efectos secundarios negativos y no les lleven a la ruina financiera.

La mayoría de nosotros piensa que estas terapias no existen. No obstante, hay dos sustancias simples y naturales cuyo uso clínico se encuentra bien documentado en la literatura médica. Los médicos que las han usado en Estados Unidos han sido amenazados, acosados y perseguidos por las asociaciones médicas establecidas y el Gobierno Federal, a pesar de que estas sustancias han demostrado su eficacia en el tratamiento de algunas de las enfermedades más comunes y graves, como son padecimientos de corazón, cáncer y SIDA. Olvidadas por la profesión médica, ignoradas por el Gobierno y temidas por la industria farmacéutica, son utilizadas en la actualidad por un creciente grupo de consumidores. Un pequeño grupo de médicos, cansados de los procedimientos caros, peligrosos, invasivos y a menudo inútiles que se usan para tratar estas enfermedades, también se está inclinando a utilizar estas sustancias. Estos elementos son el peróxido de hidrógeno y el ozono, conocidos por los terapeutas como *terapias bio-oxidantes*.

Las terapias bio-oxidantes se han usado durante cien años y aparecieron primero en las principales revistas médicas en 1920. Desde entonces han sido estudiadas en muchos importantes centros de investigación de todo el mundo. El principal investigador norteamericano de las terapias bio-oxidantes, el Dr. Charles H. Farr, fue nominado para el Premio Nóbel de medicina en 1993.

El peróxido de hidrógeno está involucrado en todos los procesos vitales y debe estar presente para que el sistema inmunológico funcione correctamente. Las células del cuerpo que luchan contra las infecciones (conocidas como granulocitos) producen peróxido de hidrógeno como primera línea de defensa contra organismos invasores como parásitos, virus, bacterias y fermentaciones. También es requerido para el metabolismo de las proteínas, carbohidratos, grasas, vitaminas y minerales. Como regulador hormonal, el peróxido de hidrógeno es necesario para la producción de estrógenos, progesterona y tiroxina; además ayuda a regular el azúcar en la sangre y la producción de energía de las células. El peróxido de hidrógeno es conocido desde hace mucho tiempo como desinfectante, antiséptico y oxidante. Recientemente se ha utilizado con éxito para sanar una amplia variedad de enfermedades —entre ellas problemas circulatorios, enfermedades pulmonares, infecciones por parásitos y malestares relacionados con el sistema inmunológico—, con muy pocos efectos secundarios.

El ozono es una forma de oxígeno energizada con electrones extra y fue utilizado originalmente para desinfectar heridas durante la Primera Guerra Mundial. Más tarde se vio que el ozono era capaz de "horadar" agujeros en las membranas de virus, fermentaciones, bacterias y células de tejidos anormales antes de eliminarlos. El ozono era el foco de una considerable parte de las investigaciones durante los años 30 en Alemania, donde se usaba con éxito para tratar a pacientes que sufrían de inflamaciones del intestino, colitis ulcerante, enfermedad de Crohn y diarrea bacterial crónica. Existen evidencias que demuestran que el ozono puede destruir muchos virus, incluidos aquellos relacionados con la hepatitis, Epstein-Barr, cáncer, herpes, citomegalovirus y VIH.

Hace poco el gobierno de Estados Unidos (mediante la Oficina de Medicina Alternativa y los Institutos Nacionales para la Salud) se ha vuelto más receptivo a la idea de las terapias bio-oxidantes. Se espera que empiecen a presentarse pruebas con seres humanos como dato clínico adicional en estea Secretaría (especialmente los datos referentes a la remisión completa de los síntomas del SIDA y los test seronegativos para los pacientes con VIH-positivo).

El peróxido de hidrógeno y el ozono traen grandes esperanzas de curación para algunas de las enfermedades más devastadoras a las que se enfrenta la humanidad hoy día. Juntos forman "la línea divisoria" de un nuevo paradigma curativo que incluye medios seguros, efectivos, naturales y baratos para la terapia.

En la siguiente sección presentaremos las terapias bio-oxidantes y examinaremos sus bases teóricas.

1

¿Qué son las terapias bio-oxidantes?

El oxígeno es esencial para la vida. Debido a que es el elemento más abundante de la superficie de la Tierra, es componente de la mayor parte de los océanos, piedras y demás formas de vida. De hecho, alrededor del 52 por ciento de la corteza terrestre (en masa) está formada por oxígeno. También constituye el 65 por ciento de los elementos del cuerpo humano, como son la sangre, los órganos, los tejidos y la piel[1].

El oxígeno es un gas claro e inodoro que puede disolverse fácilmente en el agua. Cada molécula de oxígeno (una molécula es la más pequeña cantidad de una sustancia química que puede existir por sí misma sin cambiar o separarse) está compuesta por dos átomos de oxígeno y es conocida por la fórmula química O_2.

El oxígeno está relacionado con todas las funciones corporales y el ser humano necesita de su aportación para sobrevivir. Una persona normal necesita 200 mililitros de oxígeno por minuto mientras descansa y cerca de 8 litros durante los periodos de actividad intensa. El cerebro —que supone el 2 por ciento de la masa corporal total— requiere de alrededor del 20 por ciento de las necesidades totales de oxígeno del cuerpo. Aunque un ser humano podría pasar unos cuantos meses sin alimentarse y sobrevivir sin agua durante un par de días, no lograría vivir sin oxígeno durante más de unos pocos minutos.

El oxígeno es el 21 por ciento del aire que respiramos normalmente*. Los fumadores o la gente que vive en lugares con el aire muy contaminado probablemente consuman menos oxígeno. El oxígeno que respiramos reacciona con el azúcar (de los alimentos que comemos y de la descomposición de las grasas y féculas del cuerpo) para producir dióxido de carbono, agua y energía. La energía de este proceso, una forma de combustión, es almacenada en un componente llamado ATP (trifosfato de adenosina). El ATP es el combustible esencial que usamos para vivir, pensar y movernos. El Dr. Sheldon Saul Hendler, en su libro *The Oxigen Breakthrough*, admite que el oxígeno es el componente más importante del ATP dentro de nuestras células:

> El ATP es la moneda básica de la vida. Sin él estamos muertos literalmente. El desequilibrio o la interrupción en la producción y flujo de esta sustancia da como resultado fatiga, malestar y enfermedades, incluyendo el desequilibrio del sistema inmunológico, cáncer, enfermedades del corazón y todos los procesos degenerativos que asociamos con el envejecimiento.[2]

Los pulmones, el corazón y el sistema circulatorio reparten suficientes cantidades de oxígeno por todo el cuerpo. El oxígeno crea la energía que necesitamos para sobrevivir y desarrollarnos. Al mismo tiempo, los pulmones toman el dióxido de carbono (CO_2) de la sangre y lo devuelven al aire. Se estima que respiramos alrededor de 9,200 litros de aire al día. En contraste, los árboles toman el dióxido de carbono y, a través del proceso de fotosíntesis, lo convierten en oxígeno y lo devuelven a la atmósfera para que nosotros lo disfrutemos de nuevo.

Todos sabemos lo cansados y perezosos que nos sentimos cuando estamos en una habitación cerrada llena de gente. Aunque la habitación esté llena de aire, ese aire es alto en dióxido de carbono y deficiente en oxígeno. Algunos estudios han relacionado el alto nivel de CO_2 en las cabinas de los vuelos comerciales (que es casi el doble del mínimo establecido para el confort en habitaciones cerradas) con varios problemas temporales de salud, como son dolores de cabeza, cansancio y malestar en ojos, nariz y garganta[3]. Cuando los pasajeros

---

* El otro componente principal del aire es el nitrógeno: el aire consiste en cuatro volúmenes de nitrógeno por uno de oxígeno.

abandonan el avión y el oxígeno vuelve a ser normal, los síntomas a menudo desaparecen al cabo de unas dos horas.

El oxígeno es absolutamente necesario para la salud de las células y actúa contra las toxinas del cuerpo. Muchos elementos patógenos son *anaeróbicos*, lo que significa que se desarrollan en un ambiente con bajo nivel de oxígeno. Las células cancerígenas están entre las anaeróbicas. En 1966, el ganador del Premio Nóbel Dr. Otto Warburg confirmó que la clave para el desarrollo del cáncer es la falta de oxígeno a nivel celular[4].

¿Cómo llegan los seres humanos a tener deficiencia de oxígeno?

Aire contaminado

Tal vez el factor más importante de la deficiencia de oxígeno es la contaminación ambiental. Para aquellos que fuman o son tan desafortunados como para respirar "humo de segunda mano", el oxígeno que contiene el aire es mucho menor. Los gases de los automóviles, las emisiones de las fábricas y la quema de basura son las tres causas principales del bajo contenido de oxígeno del aire que respiramos.

Alimentos desvitalizados

Como veremos más adelante, las frutas y verduras frescas contienen una abundancia de oxígeno que se disuelve en el agua. Cuando comemos generosas cantidades de frutas y verduras frescas y crudas, nuestro aporte de oxígeno se incrementa junto con las valiosas vitaminas y minerales que estos alimentos contienen.

Los alimentos que son altamente procesados, cocinados o en latas de conserva tienden a ser muy bajos en oxígeno. Los alimentos con alto contenido de grasas como la carne, los huevos y productos lácteos también tienden a ser bajos en oxígeno. La dieta regular de la mayoría de la gente moderna tiende a ser muy baja en contenido de oxígeno. No debe sorprendernos que este tipo de dieta se haya relacionado con varias enfermedades degenerativas como la arterioesclerosis, el cáncer y la diabetes.

Mala respiración

Una respiración saludable implica una inhalación profunda y rítmica que llene los pulmones con aire y después una exhalación completa que devuelva ese aire a la atmósfera. A causa de la contaminación, el estrés o simplemente el mal hábito, la mayoría de la gente no respira completamente bien. Por ejemplo, a muchos de nosotros nos enseñaron a respirar expandiendo los músculos del pecho únicamente, los cuales ventilan sólo la parte superior de los pulmones. Utilizando el diafragma, así como la parte superior del pecho, en la respiración, estamos utilizando más oxígeno de los pulmones. Examinaremos el tema de la respiración más adelante.

La oxidación

El efecto primario de la respiración en el cuerpo es la *oxidación*. La oxidación es un proceso natural que implica que el oxígeno se combine con otra sustancia. Como resultado, la composición química de ambas sustancias cambia. Técnicamente hablando, la oxidación incluye cualquier reacción en la cual se transfieren electrones (partículas diminutas más pequeñas que el átomo que tienen carga eléctrica). La mayoría de las oxidaciones producen grandes cantidades de energía como luz, calor o electricidad. Los productos de la oxidación serían corrosión, putrefacción, quema y respiración[5]. Por ejemplo, cuando ciertos metales se exponen al oxígeno se produce herrumbre; cuando la mantequilla se deja al aire libre durante un periodo largo, el proceso de oxidación la vuelve rancia.

La oxidación también es un componente primario de la combustión. Cuando prendemos un fuego la madera se oxida. Cuando prendemos la máquina del auto por la mañana, la gasolina se combina con el oxígeno y se oxida en agua y dióxido de carbono.

La oxidación es como una combustión dentro del cuerpo cuando el oxígeno convierte el azúcar en energía. Nuestro cuerpo también usa la oxidación y ésta funciona como primera línea de defensa contra bacterias dañinas, virus, fermentaciones y parásitos. Las moléculas oxidantes atacan las células patógenas y éstas son expulsadas del cuerpo a través del proceso normal de eliminación.

Después de la oxidación el efecto más importante de respirar es la *oxigenación*. La oxigenación implica la saturación con oxígeno, como la aireación de la sangre en los pulmones. La respiración de oxígeno es la fuente principal de oxigenación. Mientras el peróxido de hidrógeno y el ozono se conocen más como oxidantes, son además poderosos oxigenantes.

Si el proceso de oxigenación intracorporal es débil o deficiente, el cuerpo no puede eliminar las toxinas de forma adecuada y puede producirse una reacción tóxica. En los casos menores una concentración tóxica pude llevar a la fatiga, inactividad y pereza. Sin embargo, cuando la mala oxigenación es crónica, nuestra respuesta inmunológica general a los gérmenes y virus se debilita haciéndonos vulnerables a una amplia gama de enfermedades.

Oxidación y producción de radicales libres

Una de las principales reservas de la profesión médica acerca del uso de los oxidantes como el ozono y el peróxido de hidrógeno en medicina es la producción de *radicales libres*. Un radical libre se define como "cualquier molécula que posea un electrón impar, una partícula cargada eléctricamente que gira sobre su única órbita y va en busca de otro electrón para equilibrarse."[6]

Las moléculas estables tienen electrones pares. A fin de volverse estable, un radical libre roba un electrón de una molécula estable, la cual entonces se vuelve un radical libre. La formación de radicales libres es una reacción en cadena a partir de un radical libre que ocasiona importantes cambios estructurales en muchas otras moléculas. A menudo esto ocasiona daños en las células, incluyendo ciertas mutaciones.

Con todo, los radicales libres no son necesariamente "malos". De hecho, muchos de ellos son esenciales para la vida. Los radicales libres (incluyendo el superóxido y el hidroxilo) se producen en el cuerpo para proporcionar energía a las células. Además, los radicales libres se utilizan para eliminar bacterias, hongos y virus. Por ejemplo, cuando estamos expuestos al virus de la gripe, los radicales libres se alistan para destruirlo. Los radicales libres también juegan un papel importante en la regulación de los elementos químicos que el cuerpo necesita para su supervivencia, como son las hormonas.

Los radicales libres se fabrican en el cuerpo (se producen en cantidades extraordinariamente altas durante un ejercicio vigoroso, pero la gente que está en buena forma física tiene capacidad para desintoxicarse de ellos) y se forman con ciertos medicamentos. Los radicales libres también se forman en el ambiente. El aire contaminado (incluyendo la contaminación cargada de ozono, las emanaciones de los automóviles y el humo del tabaco), los residuos tóxicos, ciertos aditivos alimenticios, los resíduos de pesticidas y la radiación (como la radiación de los rayos X y en viajes aéreos) producen radicales libres que pueden afectarnos de maneras diversas.

Cuando tenemos demasiados radicales libres en el cuerpo, las células se pueden dañar. En *Free Radicals and Disease Prevention*, David Lin explica cómo el exceso de radicales libres puede ocasionar efectos dañinos en las células; éstos son:

- Destrucción de las proteínas de la membrana ocasionando la pérdida de la identidad de la célula.
- Fusión de los lípidos (grasas) y las proteínas de la membrana endureciéndola y haciéndola más frágil y quebradiza.
- Punción de la membrana celular permitiendo que las bacterias y virus puedan penetrar fácilmente.
- Ruptura de la membrana nuclear abriendo el núcleo y dejándolo expuesto a material genético.
- Mutación y destrucción del material genético, reimprimiendo y destruyendo la anterior información genética.
- Carga del sistema inmunológico con los estragos antes mencionados y amenaza al sistema inmunológico en sí mediante la debilitación de las células inmunes debido a tales daños.[7]

Como resultado, el daño de los radicales libres se ha relacionado con diferentes enfermedades degenerativas, como son la arterioesclerosis, el cáncer, las cataratas, la diabetes, alergias, desórdenes mentales y la artritis. El exceso de radicales libres también juega un papel importante en el proceso de envejecimiento y disminuye la respuesta inmunológica abriendo la puerta a un sinfín de desequilibrios inmunológicos, incluyendo el desarrollo del SIDA[8].

Antioxidantes

En su mayor parte, el cuerpo regula la excesiva producción de radicales libres mediante la producción de *antioxidantes*. Los antioxidantes son enzimas (como la catalasa, la dismutasa superóxido y la peroxidasa glutation) que protegen a las células de los radicales libres convirtiéndolos químicamente en componentes inofensivos como el oxígeno y el agua.

En su libro *Antioxidant Adaptation*, Stephen A. Levine, Ph.D. y Parris M. Kidd, Ph.D., escribieron acerca de la capacidad del sistema defensivo de los antioxidantes corporales para combatir el ataque de los radicales libres proporcionando una mayor tolerancia al estrés oxidante de los tejidos seleccionados:

> El sistema es flexible: los factores antioxidantes individuales pueden interactuar para donar electrones a otro facilitando de este modo la regeneración de la fuerza activa (completamente reducida) de manera óptima. El sistema es también versátil y puede responder adaptándose a los retos de una oxidación anormal sujetándose a la accesibilidad de la fuente y el lugar de los factores requeridos... La adaptabilidad del sistema de defensa antioxidante parece ser bastante notable.[9]

Antioxidantes nutricionales

Ya que el exceso de actividad de los radicales libres puede disminuir seriamente nuestra capacidad natural de reservas antioxidantes, los nutriólogos recomiendan que aumentemos estos suplementos con alimentos ricos en antioxidantes. Tres de las vitaminas más comunes —el betacaroteno (vitamina A), la vitamina C y la vitamina E— son importantes antioxidantes, al igual que minerales como el zinc y el selenio. Según lo que dice Natalie Angier en *The New York Times Magazine*:

> La vitamina E y el betacaroteno se usan en las membranas grasas de la célula absorbiendo los radicales libres antes de que los elementos

errantes hagan agujeros dentro de la cubierta celular. La vitamina C, un componente soluble en agua, trabaja en las entrañas acuosas de la célula acoplándose con los radicales libres y permitiendo su eliminación a través de la orina.[10]

Muchos de los alimentos que ingerimos —verduras amarillas y verdes, frutas, frutos secos y semillas— contienen vitaminas y minerales antioxidantes en abundancia y se recomiendan en la mayoría de las dietas saludables. Mucha gente toma complementos alimenticios ricos en antioxidantes para obtener una protección adicional. El papel de la nutrición como suplemento de una terapia bio-oxidante será tratado en los capítulos 9 y 10.

Terapias bio-oxidantes

Ya mencionamos que la mayor parte de la actividad de los radicales libres implica la oxidación de los subproductos patógenos de la vida moderna cuyo resultado es la contaminación ambiental, el estrés y la radiación. Un creciente número de médicos creen que si se reunen los requerimientos antioxidantes del cuerpo es seguro añadir ciertas sustancias oxidantes al cuerpo en tanto que esas sustancias sean de buena clase y se introduzcan de la manera apropiada. El utilizar los principios de la oxidación para traer mejoras al cuerpo se conoce como *terapias bio-oxidantes*. Este término fue introducido por primera vez en 1986 por el Dr. C.H. Farr en su monografía *The Therapeutic Use of Intravenous Hydrogen Peroxide.*

Mientras los ejercicios de tipo aeróbico, una respiración profunda y rítmica y una alimentación rica en oxígeno (como las frutas y verduras frescas) promueven el proceso de oxidación normal, dos elementos naturales —el ozono y el peróxido de hidrógeno— están entre los más poderosos oxidantes disponibles para la humanidad y forman la esencia de las terapias bio-oxidantes en la actualidad.

El potencial médico de las terapias bio-oxidantes está basado en la relación del oxígeno con las células humanas. Las terapias bio-oxidantes aceleran el metabolismo del oxígeno y estimulan la liberación de los átomos de oxígeno desde la corriente sanguínea hasta las células. Cuando se incrementan los niveles de oxígeno disminuye el potencial de enfermedades. Cuando fluyen grandes cantidades de oxígeno dentro del cuerpo, los gérmenes, parásitos, hongos, bacterias y virus son destruidos junto con las células enfermas o tejidos maltratados. Al mismo tiempo, las células sanas no sólo sobreviven sino que además son capaces de multiplicarse. El resultado es un sistema inmunológico más fuerte y una respuesta inmunológica general mejor.

Aunque el ozono y el peróxido de hidrógeno son muy tóxicos en su estado puro, se ha comprobado que son seguros y efectivos cuando están diluidos a nivel terapéutico para su uso médico. Cuando se administran en las cantidades prescritas, la oportunidad de tener reacciones adversas a las terapias bio-oxidantes es extremadamente pequeña. Por ejemplo, un reciente estudio alemán que hace una evaluación de los efectos secundarios de unos cinco millones de tratamientos de ozono, administrados por médicos, encontró que la proporción de efectos colaterales era de sólo un 0.0007 por aplicación. Esta cifra es muchísimo menor que la de cualquier otro tipo de terapia médica[11].

Aunque pocos de nosotros hemos oído hablar de ellas, las terapias bio-oxidantes han estado ahí desde hace mucho tiempo. Se ha utilizado clínicamente en Europa durante cerca de un siglo y el primero que informó acerca de ellas fue el Dr. T.H. Oliver en una publicación médica inglesa *The Lancet* en 1920[12]. Desde entonces han sido estudiadas en muchos importantes centros de investigación médica de todo el mundo, incluyendo los de la Baylor University, Yale University, la University of California (Los Ángeles) y la Harvard University en Estados Unidos, así como en escuelas de medicina y laboratorios de Gran Bretaña, Alemania, Rusia, Canadá, Japón, Cuba, México y Brasil. Hoy día se publican cada mes entre cincuenta y cien artículos científicos acerca de los efectos químicos y biológicos del ozono y el peróxido de hidrógeno.

¿Cómo se usan las terapias bio-oxidantes?

En las terapias bio-oxidantes se usan pequeñísimas cantidades de ozono o peróxido de hidrógeno, añadidas a una base de agua, para que fluyan dentro del cuerpo, junto con las demás formas activas de oxígeno, por vía intravenosa, oral, intradérmica o rectal. Una vez introducidos en el cuerpo, el ozono o el peróxido de hidrógeno se vuelven directa e indirectamente dañinos para virus, bacterias, hongos, microbios y células enfermas o tejidos defectuosos. A través de la oxidación, estos microorganismos son eliminados del cuerpo, por lo que el ozono y el peróxido de hidrógeno resultan agentes purificantes.

Se ha estimado que cerca de diez millones de personas (principalmente en Alemania, Rusia y Cuba) han recibido terapias bio-oxidantes durante los pasados setenta años para tratar unas cuarenta enfermedades diferentes, incluyendo el corazón y vasos sanguíneos, los pulmones, enfermedades infecciosas y desórdenes del sistema inmunológico. De acuerdo con la Fundación Internacional de Medicina Bio-oxidante (IBOMF), las siguientes enfermedades han recibido tratamiento con ozono y peróxido de hidrógeno con diferentes grados de éxito. En algunos casos las terapias bio-oxidantes se administran solas, mientras que en otros se usan junto con procedimientos médicos tradicionales (como la cirugía o la quimioterapia), o adjuntas a otros métodos de medicina alternativa como la terapia de megavitaminas, la acupuntura o la herbolaria.

Enfermedades de corazón y vasos sanguíneos

Arritmias cardiacas (latido irregular)
Cardioconversión (paro cardíaco)
Enfermedades cardiovasculares (del corazón)
Enfermedades cerebrovasculares (pérdida de memoria, embolia)
Espasmo coronario (angina)
Gangrena (dedos de la mano y del pie)
Enfermedad vascular periférica (mala circulación)
Enfermedad de Raynaud ("dedo blanco")
Artritis temporal (inflamación de la arteria temporal)
Dolores de cabeza

Enfermedades pulmonares

Asma
Bronquitis (dilatación de los bronquios)

Bronquitis crónica
Enfermedades pulmonares obstructivas crónicas
Enfisema
Pneumocistis carinii (PCP o neumonía relativa al SIDA)

Enfermedades infecciosas
Infecciones virales agudas y crónicas
Infecciones bacteriales crónicas
Virus de Epstein-Barr (síndrome de fatiga crónica)
Herpes simple (ampollas febriles)
Herpes zoster
Infecciones relativas al VIH
Gripe
Infecciones por parásitos
Candidiasis sistémica crónica (candida)

Desórdenes del sistema inmunológico
Diabetes melitus tipo II
Reacciones de hipersensibilidad (al ambiente y en general)
Esclerosis múltiple
Artritis reumatoide

Otras enfermedades
Enfermedad de Alzheimer
Cáncer en la sangre y en los nodos linfáticos[13]
Síndrome de dolor crónico (debido a múltiples causas)
Migraña
Dolor de carcinoma metastático
Enfermedad de Parkinson

¿Cómo funcionan las terapias bio-oxidantes?

Según establece el Dr.Frank Shallenberger, las terapias bio-oxidantes tienen los siguientes efectos en el cuerpo humano:

1. Las terapias bio-oxidantes estimulan la producción de glóbulos blancos, los cuales está establecido que son necesarios para combatir las infecciones.

2. El ozono y el peróxido de hidrógeno son virucidas.

3. Las terapias bio-oxidantes aumentan la disociación del oxígeno y la hemoglobina, incrementando así la liberación del mismo hacia las células.

4. El ozono y el peróxido de hidrógeno son antineoplastos, lo cual significa que inhiben el crecimiento de tejidos nuevos como tumores.

5. Las terapias bio-oxidantes oxidan y degradan las materias petroquímicas.

6. Las terapias bio-oxidantes incrementan la elasticidad de las membranas de los glóbulos rojos, aumentando de ese modo su flexibilidad y efectividad.

7. Las terapias con ozono y peróxido de hidrógeno incrementan la producción de interferón y el factor de necrosis de tumores, que el cuerpo usa para luchar contra las diferentes infecciones y el cáncer.

8. Las terapias bio-oxidantes aumentan la efectividad del sistema encimático antioxidante, el cual recoge el exceso de radicales libres dentro del cuerpo.

9. Aceleran el ciclo del ácido cítrico, que es el ciclo principal para la liberación de energía procedente de los azúcares. Esto estimula entonces el metabolismo básico. También destruye las proteínas, carbohidratos y grasas para después convertirlas en energía.

10. Las terapias de ozono y peróxido de hidrógeno incrementan la oxigenación de los tejidos, ayudando al mejoramiento general del paciente.[14]

Desconocidas, ignoradas y olvidadas

Aunque las terapias tanto con ozono como con peróxido de hidrógeno han demostrado a través de procesos clínicos (y en la práctica clínica regular) ser seguras y efectivas en Alemania, Cuba, México, Rusia, Italia, Francia y Australia, pocas personas han oído hablar de las terapias bio-oxidantes. Aunque aproximadamente quince mil médicos europeos utilizan legalmente las terapias bio-oxidantes, el número de médicos que usan estas terapias en Norteamérica y América Latina, aparte de Cuba, es pequeño, en parte debido a que en las escuelas no se proporciona la suficiente información sobre el ozono y el peróxido de hidrógeno. La profesión médica establecida no aboga por el uso de estas terapias y a menudo desalienta o previene a los médicos licenciados de utilizarla en su práctica médica. Debido a que las terapias bio-oxidantes son consideradas "experimentales" o "charlatanería", en Estados Unidos, los doctores se han visto amenazados con la revocación de su licencia si administraban peróxido de hidrógeno u ozono. Se han cerrado clínicas y a sus médicos se les ha amenazado con la cárcel.

Una de las razones más importantes de esta falta de interés por las terapias bio-oxidantes es que el ozono y el peróxido de hidrógeno son sustancias no patentables y son baratas tanto en su fabricación como en sus aplicaciones; es decir, no existen incentivos financieros para incorporarlas a la práctica médica general.

De manera típica, las terapias bio-oxidantes, administradas adecuadamente en una clínica, cuestan un 50 por ciento menos que las terapias tradicionales, especialmente en enfermedades crónicas o degenerativas. El ozono y el peróxido de hidrógeno suponen un reto a la dominación habitual y continua de la medicina tradicional establecida: la industria farmacéutica, los centros médicos y los doctores que están acostumbrados a prescribir medicinas caras, procedimientos médicos complicados y largas estancias en los hospitales.

Debido a que las instituciones gubernamentales de Estados Unidos, como son la FDA (Food and Drug Administration) y el NIH (National Institutes of Health), están directamente relacionadas con la industria farmacéutica y la cámara médica, ha resultado muy difícil realizar estudios objetivos y desarrollar protocolos efectivos para las terapias bio-oxidantes. Según el Dr. Michael T.F. Carpendale, investigador pionero y profesor de cirugía ortopédica de la Escuela de Medicina de la Universidad de California:

> En la FDA, las compañías farmacéuticas tienen representantes en casi todos los comités. Si existe algo que pueda ser muy efectivo pero que se pueda vender a precio más bajo que el resto de las medicinas de la compañía, por supuesto que no estarán muy conformes si llega a desarrollarse. Podría ser muy difícil competir con ello. Y el ozono, obviamente, es barato de producir, es muy potente [y] si funciona la mitad de bien de lo que los alemanes claman, debería ser utilizado.[15]

El Dr. Horst Kief, uno de los primeros médicos del mundo que trató con ozono a pacientes infectados con VIH, se pregunta por qué se están llevando a cabo tan pocas investigaciones patrocinadas por el gobierno y los laboratorios farmacéuticos en relación con la terapia del ozono: "Nadie de la industria farmacéutica puede vender ozono. Esa es la razón principal. Cuando encontremos un modo de vender el ozono [será] la medicina más importante del mundo."[16]

En 1994 la industria farmacéutica de Estados Unidos era un negocio de 92,000 millones de dólares y se esperaba alcanzar una venta anual de 125,000 millones de dólares en 1996. Con un margen de ganancia neto de un 17.9 por ciento, la industria farmacéutica de Estados Unidos está dentro de las más ventajosas de la industria en general[17].

Como fuerza económica y política en Estados Unidos y en todo el mundo, estas multinacionales gigantescas juegan un papel primordial en la determinación de la política gubernamental y ejercen su influencia sobre las escuelas de medicina y los médicos mismos (mediante concesiones para investigación) a través de anuncios en las revistas médicas (la edición de enero de 1994 de *The Journal of the American Medical Association* contiene 25 páginas completas de anuncios de medicamentos), patrocinio de conferencias y seminarios, regalías y muestras gratis de medicamentos.

Dada la tremenda influencia y poder de estas compañías, es asombroso que las terapias bio-oxidantes se practiquen incluso en la modesta extensión en la que están. Cuando estas terapias baratas, no patentables y multifuncionales sean más conocidas, estamos seguros de que la industria farmacéutica resolverá hacer que el ozono y el peróxido de hidrógeno sean imposibles de conseguir por el público en general y continuarán haciendo boicot para prevenir su investigación y aplicación clínica.

2

EL OZONO

El ozono es la forma elemental de oxígeno que se encuentra naturalmente en la atmósfera de la Tierra. Se crea en la naturaleza cuando la
energía ultravioleta ocasiona que los átomos de oxígeno se combinen
temporalmente en grupos de tres. El ozono también se forma por la
acción de las descargas eléctricas dentro del oxígeno, así que a menudo
se crea con los rayos y truenos. Después de una tormenta eléctrica con
truenos, el aire parece oler a heno fresco recién cortado a causa de las
pequeñas cantidades de ozono que se generan en la tormenta. El ozono
también se produce de manera comercial en generadores que envían
una descarga a través de un condesador especialmente diseñado que
está lleno de oxígeno. En la figura 2.1 se reproduce una gráfica que
muestra el principio que actúa en la generación de ozono.

Como está compuesto de tres átomos de oxígeno, el ozono es
conocido químicamente como O_3. La molécula recién formada está
lista para reaccionar con otras sustancias.

El ozono es un gas azul pálido que se condensa en un líquido azul
oscuro a bajas temperaturas. Circunda la Tierra a una altitud de entre
1,500 y 3,000m[1]. Cuando esto sucede en la superficie de la Tierra, el
ozono forma una capa protectora que absorbe la radiación ultravioleta.
Si no fuera por la capa de ozono, la supervivencia de animales y plantas
en este planeta sería imposible. La reducción de la capa de ozono por
el uso de clorofluorurocarbonos (CFC) —elevados a la atmósfera por

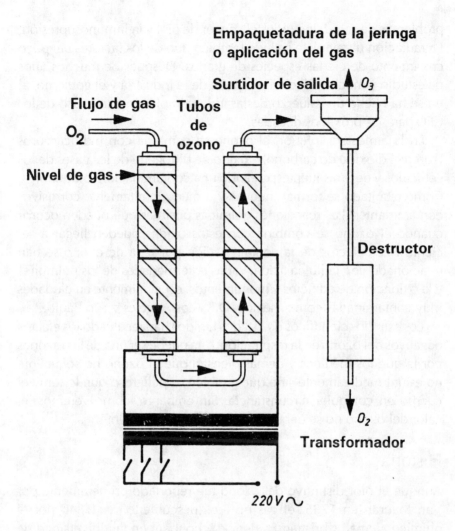

Empaquetadura de la jeringa o aplicación del gas

Surtidor de salida O_3

Flujo de gas **Tubos de ozono**

O_2

Nivel de gas

Destructor

O_2

Transformador

$220 V \sim$

Figura 2.1. Principio de generación de ozono. De Siegfried Rilling y Renate Viebahn, The Use of Ozone in Medicine *(Heidelberg: Haug Publishers, 1987). Reimpreso por cortesía del Dr. Siegfried Rilling y Haug Publishers.*

los refrigeradores, aire acondicionado y aerosoles— se ha convertido en una grave preocupación para científicos y médicos de todo el mundo. Los dañinos rayos ultravioleta, que de ordinario son bloqueados por la capa de ozono, se han relacionado con multitud de problemas de salud, incluidos el cáncer de piel y la inmunosupresión. La radiación ultravioleta ha sido también uno de los factores del poco crecimiento de ciertas especies de granos. Después de muchos años de estudio y mucha dilación por parte de la industria y el gobierno, al fin se ha hecho un esfuerzo desfasando completamente el uso de los CFC para las próximas décadas.

En la atmósfera inferior, el ozono se combina con hidrocarburos (como el dióxido de carbono) y óxido de nitrógeno de los gases de los vehículos y de otras fuentes, creando una contaminación fotoquímica. Como resultado se forman nuevos y a menudo altamente corrosivos contaminantes. Las reacciones químicas posibles que pueden ocurrir cuando el ozono se combina con estos óxidos pueden llegar a ser cientos. Los efectos de la contaminación por falta de ozono se han relacionado con la lluvia ácida, varias enfermedades de los pulmones y la oxidación de edificios y monumentos, especialmente en ciudades muy contaminadas como México, D.F., Los Ángeles y São Paulo.

Los estudios científicos de Estados Unidos han recalcado los efectos negativos del ozono en la respiración; ésta puede ser una de las razones por la que los médicos y demás piensan que el ozono no solamente no es útil médicamente sino que también es peligroso que lo tome el cuerpo en cualquier circunstancia. Sin embargo, como veremos, el valor del ozono no se debe dejar de lado tan fácilmente.

Historia

Aunque el olor distintivo del ozono fue reportado primeramente por Van Mauran en 1785, el gas no fue "descubierto" en 1840 por el químico alemán Christian Frederick Schönbein en la Universidad de Basilea en Suiza. Decidió llamarlo ozono (de la palabra griega que significa "oler") por su fuerte olor acre. En 1860 el químico francés Soret llegó a la conclusión de que la molécula de ozono estaba compuesta de tres átomos de oxígeno. No obstante, fue el químico inglés Andrews, miembro de la Royal Society of London, el primero que demostró por primera vez en laboratorio, muchas de las propiedades oxidantes y desinfectantes del ozono.

En 1856, fue usado por primera vez el gas ozono para desinfectar salas de operaciones, y en 1860 se construyó en Mónaco la primera planta de tratamiento de agua a fin de usar el ozono para purificar el suministro de agua municipal. Después de una grave epidemia de cólera en Hamburgo, que mató a 30,000 personas, el químico e inventor Werner von Siemens (la compañía que él fundó ha evolucionado hasta llegar a ser la vasta corporación que lleva ese nombre) construyó en Wiesbaden, Alemania, en 1901, el primer purificador de agua a base de ozono, seguido a continuación por otro en la ciudad de Westphalian de Paderborn, un año más tarde[2]. El proceso de purificación del agua con ozono es muy simple: se añade una pequeña cantidad de ozono al oxígeno y se introduce una burbuja en el agua de beber. El ozono mata los virus y bacterias y elimina los microorganismos que provocan un mal sabor y olor en el agua. Hoy día más de dos mil ciudades del mundo usan el ozono para purificar su suministro de agua. Desde principios de este siglo se han realizado muchos avances en la tecnología del ozono. Se han desarrollado sofisticados generadores de ozono y diversas tecnologías relacionadas que incorporan el ozono a múltiples aplicaciones científicas e industriales.

El ozono médico

A principios de siglo el interés empezó a enfocarse en los usos del ozono para la terapia médica. El médico berlinés Albert Wolff utilizó el ozono por primera vez para tratar enfermedades de la piel en 1915 y el ejército alemán lo utilizó muchísimo durante la Primera Guerra Mundial para curar una amplia variedad de heridas de guerra e infecciones anaeróbicas.

No fue hasta 1932 que el ozono fue estudiado seriamente por la comunidad científica. El agua ozonada fue usada como desinfectante por el Dr. E. A. Fisch, un dentista alemán. Uno de sus primeros pacientes fue el cirujano Erwin Payr, que inmediatamente vio las posibilidades del ozono dentro de la terapia médica. El Dr. Payr, junto con el médico francés P. Aubourg, fueron los primeros doctores que aplicaron el gas de ozono vía rectal para tratar la colitis mucosa y las fístulas. En 1945, Payr, fue pionero en el método de inyectar ozono intravenoso para el tratamiento de enfermedades circulatorias.

Otros pioneros alemanes en el uso del ozono en medicina fueron

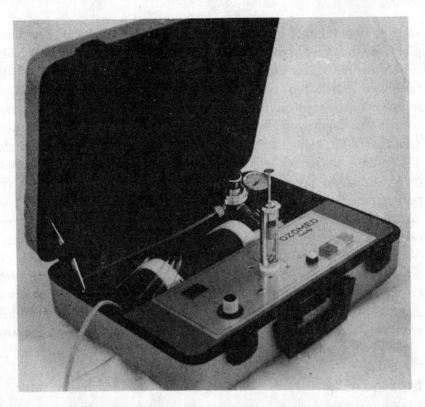

Figura 2.2. Generador de ozono médico portátil. Foto por cortesía de Kastner Praxisbedarf Gmb-Medizintechnik, Rastatt, Alemania.

el físico Joaquim Hansler, que desarrolló el primer generador médico de ozono que era capaz de precisar dosis de oxígeno y ozono. La compañía que él fundó, que lleva su nombre, es ahora la más grande fabricante de generadores de ozono médico del mundo. En la figura 2.2 se reproduce una foto del último generador portátil de ozono de Alemania, mientras que en la figura 2.3 se puede ver un generador más grande para uso en hospitales.

La Segunda Guerra Mundial trajo grandes contratiempos para la investigación alemana sobre el uso del ozono en medicina ya que muchas clínicas y laboratorios quedaron destruidos en los bombardeos aéreos de los Aliados. No fue hasta la década de 1950 que volvieron a abrirse las clínicas y la investigación comenzó de nuevo.

El primer médico que trató el cáncer con ozono fue el Dr. W. Zable a finales de la década de 1950, seguido por los doctores P.G. Seeger, A.Varro y H. Werkmeister. Durante los siguientes veinte años cientos de médicos alemanes empezaron a usar el ozono en su práctica (solo y como complemento a las terapias médicas tradicionales) para tratar una amplia variedad de enfermedades y mediante diferentes aplicaciones. Se cree que Horst Kief fue el primer doctor que uso con éxito la terapia de ozono para curar pacientes infectados con el virus del SIDA (VIH). También fue pionero en el desarrollo de la inmunoterapia autohomóloga (ITAH), que usa el ozono, la cual se puede aplicar para tratar diversas enfermedades que se resisten a la terapia médica tradicional.

En la actualidad 8,000 médicos con licencia (incluyendo doctores en medicina, médicos homeópatas y naturópatas) de Alemania, utilizan el ozono, mientras que unos 15,000 médicos europeos lo usan ya sea solo o como complemento a otras terapias. Se estima que se han empleado unos 10 millones de tratamientos de ozono sólo en Alemania durante los últimos cuarenta años. Mientras los científicos norteamericanos la consideran una terapia experimental, los usos médicos del ozono son de sobra conocidos y están bien establecidos fuera de Estados Unidos.

Investigaciones sobre el ozono médico

Desde el fin de la Segunda Guerra Mundial, se han elaborado cientos de estudios clínicos y de laboratorio sobre el uso médico del ozono, primordialmente en Europa, y los resultados se han publicado en diversas revistas médicas y científicas. La mayoría se han publicado en Alemania, con la excepción de aquellos resultados reportados primero en conferencias médicas internacionales patrocinadas por la Asociación Internacional del Ozono, que fueron presentadas en inglés. En la actualidad, la mayor parte de la investigación científica sobre los usos médicos del ozono se está llevando a cabo en Cuba, Rusia y Alemania, donde los investigadores reciben la cooperación y el apoyo del gobierno y de las universidades principales. La investigación se lleva a cabo, con un alcance mucho menor, en Estados Unidos, Francia, Italia, México y Canadá.

Sin embargo, un estudio canadiense reciente acaparó la atención mundial. Fue publicado en el *Canadian Medical Association Journal* y demuestra que el ozono aniquila el virus de inmunodeficiencia humano (VIH), la hepatitis y el virus del herpes, y otros agentes dañinos de la sangre, usado mediante transfusión. El autor del artículo añade: "El uso sistemático del ozono en el tratamiento de SIDA podría no sólo reducir el alcance del virus sino también podría revitalizar el sistema inmunológico."[3]

Algunas de las investigaciones más apasionantes sobre la terapia de ozono están teniendo lugar en países tan diversos como Rusia y Cuba. En la antigua Unión Soviética, médicos, químicos, biólogos y otros científicos han estado trabajando con el apoyo del Ministerio de Salud Pública e importantes instituciones como el Centro Interregional Cardiovascular, el Laboratorio Científico Central, y el Instituto Médico de Nizhny Novgorod (Gorky), la Academia Médica Sechenov y el Instituto Central de Investigación Científica de Dermatología y Venerología de Moscú, así como el Instituto de Fotobiología de Minsk, República de Bielorusia. La terapia de ozono ha sido aprobada por el Ministerio de Salud Pública. La ozonoterapia rápidamente está entrando a formar parte de la corriente principal de la medicina de Rusia y médicos de todo el país acuden al Instituto Gorky a tomar prácticas de entrenamiento de esta terapia.

La investigación médica del ozono se ha realizado en Cuba desde 1985 bajo los auspicios del Departamento del Ozono, una rama del prestigioso Centro Nacional para la Investigación Científica (CENIC), en La Habana. Además de la investigación científica del ozono médico, el departamento está relacionado con el uso del ozono para sanidad e higiene del agua, así como en el diseño, fabricación e instalación de generadores de ozono. El departamento también trabaja muy de cerca con médicos de todo el país como parte del Programa Nacional de la Terapia de Ozono. Desde 1985 se han tratado con ozono a unos 20,000 pacientes en instituciones médicas de todo el país y muchos extranjeros viajan a Cuba para recibir terapias médicas avanzadas, incluyendo el ozono.

En 1994 el Departamento del Ozono, compuesto por un equipo de sesenta químicos y técnicos de laboratorio, se trasladó a un nuevo campus en las cercanías de La Habana, el Centro para la Investigación del Ozono. Estas modernas instalaciones incluyen dos laboratorios, dos clínicas de ozono (una para los cubanos y otra para los extranjeros), un edificio de administración y un hotel con 180 camas para pacientes extranjeros y sus familiares.

Es importante observar la investigación cubana sobre el ozono en el contexto del sistema de salud cubano. Una de las principales metas de la Revolución cubana del año 1959 fue proporcionar atención a la salud universal y gratuita para todos los ciudadanos cubanos. Aunque desde 1961 está sujeta a un mutilante bloqueo económico por parte del gobierno de Estados Unidos, Cuba ha sido capaz de colocarse a la vanguardia de la investigación médica en ingeniería genética (el Centro de Biotecnología e Ingeniería Genética de Cuba es el primero de Latinoamérica), tecnología en trasplante de órganos, desarrollo de corazón artificial, desarrollo de vacunas de hepatitis B y meningitis meningococal B, uso de implantes de cerebro neural para tratar la enfermedad de Parkinson y el uso del factor de crecimiento epidermal para aliviar a las víctimas de quemaduras[4].

En contraste con este devastante recuento de testigos oculares de la desintegración de la Cuba de Castro, Andrés Oppenheimer, en su libro *La hora final de Castro*, tuvo que decir lo siguiente acerca del sistema de salud cubano:

> En realidad el mayor logro de la revolución ha sido el haber proporcionado un sistema gratuito de salud de primera clase. Lo que se necesita los cubanos lo obtienen, ya sea un test de embarazo o una operación de corazón, los tienen en cuanto los solicitan. Y como la atención a la salud era el prinicipal orgullo de la revolución, la magnanimidad del Estado fue ilimitada: se dispensaban sin cargo extra desde cirugía plástica hasta tratamientos de ortodoncia.[5]

A pesar de los problemas de transporte, agricultura y economía en cuanto a su desarrollo, Cuba ha mantenido constantemente uno de los niveles más altos de salud en toda Latinoamérica. Los resultados de muchas de las investigaciones cubanas sobre las terapias con ozono se presentarán en este libro por primera vez al público en general.

¿Por qué los cubanos y los rusos están tan interesados en el ozono? Los ciudadanos de ambos países han disfrutado de la medicina socialista durante décadas, así que los laboratorios farmacéuticos y los hospitales privados han jugado tradicionalmente un rol muy pequeño o inexistente en la determinación de las direcciones a seguir acerca del sistema de la atención a la salud. Como ya mencionamos antes, el ozono no se puede patentar, es extremadamente barato de producir y se puede utilizar para tratar un amplio rango de aplicaciones terapéuticas. En países como Estados Unidos, donde las grandes compañías farmacéuticas están relacionadas de modo directo o indirecto con todas las investigaciones médicas y presionan para influir en la política del gobierno, simplemente no existe interés por investigar las posibilidades de la terapia de ozono. Aun en países donde la utilidad no es el motivo principal de la salud, médicos, químicos y otros investigadores tienen la posibilidad de contar por tradición con el apoyo gubernamental además de las fundaciones que se crean para su trabajo específico.

Propiedades y usos del ozono

Ya hemos mencionado antes que el ozono es un oxidante poderoso que es capaz de eliminar una amplia variedad de virus, bacterias y otras toxinas. También oxida los fenoles (componentes venenosos del metanol y la bencina), pesticidas, detergentes, desechos químicos y componentes aromáticos de una manera más rápida y efectiva que el cloro y sin sus residuos tóxicos[6]. Por esta razón el ozono se ha convertido en el elemento preferido para desinfectar y purificar el agua mediante diversas y múltiples aplicaciones.

Tratamiento del agua municipal

En una era de creciente contaminación del agua para beber, se está reclamando el ozono por ser un medio barato, seguro y eficaz en la purificación, alternativo al cloro y otras sustancias.

Se han encontrado en el agua de beber contaminada más de cien virus diferentes que se excretan en las heces humanas. Virus similares a los asociados con la hepatitis llegan a infectar a miles de personas al año y sobreviven durante mucho tiempo en el agua potable. Por ser una eficaz sustancia antivirus, el ozono representa una buena alternativapara el cloro, el cual (además de tener un desagradable gusto y olor) puede generar cloroformo y otros componentes que son cancerígenos en potencia[7]. Según la *Enciclopedia de tecnología química:*

> La cloración, tal como se aplica en las plantas de tratamiento de agua potable no puede eliminar adecuadamente los virus a un nivel aceptable. El control completo de los virus a cargo del ozono en dosis bajas está bien documentado.[8]

Como poderoso oxidante, el ozono mata bacterias rompiendo la pared celular. Entre los microorganismos dañinos que el ozono puede oxidar están la *Escherichia coli, Streptococcus fecalis, Mycobacterium tuberculosum, Bacillus megatherium* (esporas) y *Endamoeba histolytica.* La *Enciclopedia de tecnología química* da la siguiente información:

> En lo relativo a la destrucción de las bacterias, el ozono, realiza un efecto de todo-o-nada. Este efecto se puede atribuir al alto potencial oxidante del ozono. El ozono es un germicida tan eficaz que sólo se necesitan unos cuantos microgramos por litro para medir su acción germicida.[9]

Hoy día, más de 2,500 municipios alrededor del mundo purifican el agua con ozono, incluyendo Los Ángeles, París, Montreal, Moscú, Kiev, Singapur, Bruselas, Florencia, Turín, Marsella, Mánchester y Ámsterdam.

El ozono también se utiliza para purificar el agua de las piscinas públicas desde 1950. Durante los Juegos Olímpicos de Los Ángeles durante el verano de 1984, los equipos europeos insistían en que el agua de las albercas debía ser tratada con ozono (como oposición al cloro) o de lo contrario no participarían en las competencias.

El ozono en la industria

El ozono se utiliza en las industrias embotelladoras para desinfectar la parte interior de las botellas de refrescos y cerveza. El ozono termina por desaparecer ya que se descompone en oxígeno. Los fabricantes de cerveza usan el ozono para desechar cualquier mal sabor u olor residual del agua que se emplea en la producción de cerveza. El ozono se utiliza también en la industria farmacéutica como desinfectante y en la fabricación de componentes químicos para oxidar las impurezas superficiales. Se utiliza una concentración de ozono de una tercera parte por millón para inhibir el crecimiento de moho y bacterias en alimentos almacenados como huevos, carne, frutas y verduras.[10]

Control de la contaminación del agua de desecho

El ozono puede descomponer los desechos industriales como el fenol y el cianuro y hacerlos biodegradables. Se usa a menudo para oxidar desechos de minería, de la industria fotográfica y de componentes perjudiciales como metales pesados, etanol y ácido acético[11].

Asimismo el ozono se utiliza para desinfectar los desechos de las aguas municipales, y para purificar lagos y corrientes que están contaminados por las aguas residuales y otros agentes. A diferencia del cloro, el ozono puede limpiar un lago o un río sin dañar a los animales que viven en él sin dejar residuos dañinos en potencia para el ecosistema.

Tratamiento del aire y el aroma

Con el fin de eliminar los olores nocivos de las aguas residuales tratadas, en Estados Unidos se están utilizando cerca de cien generadores de ozono tanto en los municipios como en las compañías privadas. Estas aguas contienen grandes cantidades de elementos químicos de fuerte olor como sulfatos, aminas y olefinas. El gas de ozono no enmascara el olor, sino que oxida esos componentes y deja el agua sin aroma.

El ozono se utiliza además para reducir el olor de plantas de reproducción, fábricas de papel y abonos, ferrocarriles subterráneos, túneles y minas. La industria alimenticia usa diminutas cantidades de ozono para tratar el olor de lecherías, plantas de proceso de pescado y mataderos[12].

El ozono en la medicina

Las aplicaciones del ozono en la terapia médica fue lo primero que se documentó en las revistas médicas europeas de mediados de los 30. Desde entonces, se han publicado unos mil artículos en revistas médicas y científicas, la mayor parte en alemán, ruso y español.

Usado principalmente para eliminar virus, destruir bacterias y aniquilar hongos, el ozono produce beneficios importantes para el cuerpo humano, incluyendo la oxigenación de la sangre, la mejora de la circulación y la estimulación de la producción de oxígeno de los tejidos. Es también un importante inmuno-regulador. Por estas razones, la gama de problemas de salud humanos que pueden responder favorablemente a la terapia con ozono es bastante amplia. Según los doctores Siegfried Rilling y Renate Viebahn, en su libro *The Use of Ozone in Medicine*, los médicos han usado las terapias de ozono en la áreas de angiología (vasos sanguíneos), dermatología (incluyendo la alergología), gastroenterología, gerontología, cuidado intensivo, gine-cología, neurología, odontología, oncología, ortopedia, proctología, radiología, reumatología, cirugía (incluyendo cirugía vascular) y uro-logía[13]. Según el informe canadiense citado, se ha demostrado que el ozono es efectivo para purificar el aporte de sangre dentro del cuerpo humano.

De acuerdo con la Sociedad Médica del Ozono con sede en Europa (y sucursales en Alemania, Austria, Italia y Suiza) y el Centro Nacional para la Investigación Científica de Cuba, existen médicos en la actua-lidad que tratan las siguientes enfermedades con diferentes métodos de terapia con ozono[14-17]:

abcesos	diarrea
acné	enfermedad de Sudeck
alergias (hipersensibilidad)	enfermedad de Parkinson
artritis	enfermedad de Raynaud
artritis reumatoide	enfermedades por hongos
artrosis	enfermedades gastrointestinales
asma	esclerosis cerebral
cicatrices (después de la radiación)	espondilitis
cirrosis hepática	estomatitis
cistitis	estreñimiento
climaterio (menopausia)	fístulas
colitis mucosa	fisura anal
control de la sepsis	furunculosis
demencia senil	gangrena
desórdenes nerviosos	giardiasis

glaucoma   SIDA
hepatitis   sinusitis
herpes (simplex y zoster)   tromboflebitis
hipercolesterolemia   tumores cancerígenos
micosis   úlcera decubitus
osteomielitis   úlcera gastroduodenal
poliartritis   úlcera córnea
problemas de curación de heridas   ulcus cruris
problemas circulatorios   vulvovaginitis
retinitis pigmentosa

El ozono de uso odontológico

Ya que uno de los pioneros en el uso de terapias con ozono era dentista, es importante mencionar que el ozono tiene su lugar en la práctica odontológica. Según el dentista alemán Fritz Kramer, el ozono en forma de agua ozonada puede ser eficaz de las maneras siguientes:

- como poderoso desinfectante
- por su poder para controlar la hemorragia
- por su capacidad para limpiar heridas de huesos y tejidos blandos
- por su rápida curación al mejorar el aporte de oxígeno en la zona de la herida
- para mejorar el proceso metabólico relacionado con la curación incrementando la temperatura en el área de la herida

El Dr. Kramer afirma que el agua ozonada se puede usar en diferentes aplicaciones:

- en enjuague bucal (especialmente en casos de gingivitis, paradentosis, afta o estomatitis)
- en spray para limpiar el área afectada y para desinfectar la mucosa y las cavidades orales; y en general en la cirugía dental
- en chorro de agua ozonada para limpiar las cavidades entre los dientes con corona o los que están recibiendo terapia en la raíz[18]

¿Cómo se aplica el ozono?

Durante los pasados sesenta años se han desarrollado más de una docena de métodos para la aplicación del ozono en terapia médica. En la mayoría de los casos se añaden diminutas cantidades de ozono al oxígeno (normalmente 0.05 partes de ozono en 99.95 partes de oxígeno, para uso interno; y 5 partes de ozono en 95 de oxígeno, en aplicaciones externas). La cantidad exacta es determinada sobre la base individual de cada caso ya que los médicos se han percatado de que si la cantidad de ozono no es la adecuada éste puede ser inútil, mientras que demasiado podría resultar inmuno-supresor. En la actualidad se usan ocho métodos sencillos y uno sólo bastante complicado de las terapias con ozono dentro de la práctica médica.

Aplicación directa intravenosa e intra-arterial

En este método, usado en principio para enfermedades circulatorias arteriales, se inyecta poco a poco una mezcla de ozono y oxígeno en la arteria o vena con una jeringuilla hipodérmica. De acuerdo con el Dr. Gerard V. Sunnen: "Esta técnica se usa rara vez debido a los accidentes producidos por la introducción demasiado rápida de la mezcla de gases en la circulación."[19]

Insuflación rectal

En esta técnica que fue encabezada por Payr y Aubourg en la década de 1930, se introduce un mezcla de ozono y oxígeno a través del recto que es absorbida dentro del cuerpo mediante el intestino. Generalmente se insuflan 100-800 ml de ozono y oxígeno en el recto, un proceso que se toma entre 90 segundos y dos minutos. El oxígeno-ozono se retiene después en el intestino durante diez o veinte minutos.

Este método, que se usa en diversos problemas de salud, está considerado como uno de los más seguros. En un tratamiento típico de la colitis ulcerosa, se usan 75 microgramos de ozono por mililitro de oxígeno (el tratamiento empieza con 50 ml de oxígeno que se puede incrementar poco a poco hasta 500 ml en cada tratamiento)[20]. Aunque se administra bajo supervisión médica en Alemania, Rusia y Cuba, este método es usado por un grupo de personas cada vez mayor en Estados

Unidos como autotratamiento para el cáncer, problemas relacionados con el virus VIH y otras enfermedades.

Inyección intramuscular

Este sistema consiste en una inyección intramuscular de una pequeña cantidad de mezcla de ozono y oxígeno (por encima de 10 ml) que se aplica al paciente como cualquier otra inyección (generalmente en los glúteos). Este método se usa habitualmente para tratar alergias y enfermedades inflamatorias. Las inyecciones intramusculares se utilizan a veces como complemento a las terapias cancerígenas en Europa.

Autohemoterapia mayor y menor

Usada desde la década de 1960, la *autohemoterapia menor* implica extraer una pequeña cantidad (normalmente 10 ml) de sangre de una vena del paciente con una jeringa hipodérmica, tratarla con ozono y oxígeno y devolverla al paciente mediante una inyección intramuscular. De este modo la sangre y el ozono juntos se convierten en una especie de auto-vacuna derivada de las propias células del paciente que llega a ser muy específica y eficaz en el tratamiento de enfermedades.

La *autohemoterapia mayor* se llama así porque se extraen 50-100 ml de sangre del paciente. El ozono y el oxígeno son introducidos en burbujas en la sangre durante varios minutos y después la sangre ozonada se reintroduce en la vena.

Estos métodos se han empleado con éxito para tratar una amplia variedad de enfermedades, que incluyen el herpes, la artritis, el cáncer, corazón e infecciones de VIH. Es probablemente el tipo de terapia de ozono más utilizada en la actualidad. La figura 2.3 muestra los cuatro pasos a seguir para distribuir el ozono mediante autohemoterapia mayor.

Agua ozonada

Se llama así porque se introducen burbujas de ozono en el agua para después usarla vía externa para lavar heridas, quemaduras e infecciones cutáneas de lenta curación. También se usa como desinfectante por los dentistas que ejercen la cirugía dental. En Rusia los médicos usan el agua ozonada para irrigar las cavidades corporales durante la cirugía. Tanto en Rusia como en Cuba el agua ozonada se usa para tratar una amplia variedad de problemas intestinales y ginecológicos incluyendo colitis ulcerosa, úlcera duodenal, gastritis, diarrea y vulvo-vaginitis[21].

Inyección intra-articular

En este método el gas de ozono se introduce en burbujas en el agua y después se inyecta esta mezcla directamente entre las coyunturas. Se usa principalmente por médicos en Alemania, Rusia y Cuba para tratar la artritis, el reumatismo y otras enfermedades de las coyunturas.

Bolsas de ozono

Este método no invasivo utiliza una bolsa de plástico hermética especialmente diseñada que se coloca cerca del área a tratar. Se introduce una mezcla de ozono y oxígeno dentro de la bolsa y la mezcla es absorbida por el cuerpo a través de la piel. Las bolsas de ozono se recomiendan principalmente para el tratamiento de úlceras en las piernas, gangrena, infecciones causadas por hongos, quemaduras y heridas de curación lenta.

El ozono dentro de una "bolsa-sauna" (que deja la cabeza descubierta) se usa hoy día para aliviar problemas de salud más generalizados como la infección de VIH. Típicamente el paciente toma una ducha caliente y entra dentro de la bolsa. Entonces se insuflan pequeñas cantidades de ozono en la bolsa durante veinte o treinta minutos, el cual hace contacto con toda la superficie cutánea. La piel absorbe el ozono. Según el Dr. Sunnen "sorprendentemente, esta mezcla es capaz de penetrar mucho más en las redes capilares y así elevar la presión del oxígeno en la sangre. Es entonces cuando se supone que el ozono ejerce su influencia bioquímica."[22]

Aceite ozonado

El aceite ozonado se usa principalmente para tratar problemas de la piel. Se añade gas de ozono en aceite de oliva y se aplica como bálsamo

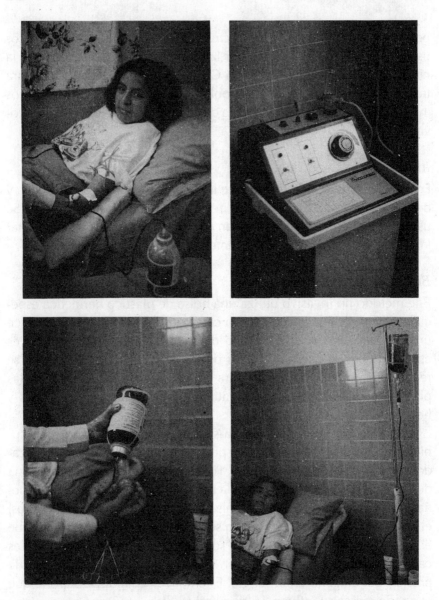

Figura 2.3. Autohemoterapia mayor, Hospital Cira García, La Habana. Fotos de Nathaniel Altman.

    1. Se sacan 30 cl de sangre de la paciente.

    2. Se toma el ozono del generador con una jeringa.

    3. Se inyecta el ozono en la sangre.

    4. La sangre ozonada se vuelve a infusionar poco a poco en la paciente.

o ungüento en bajas dosis, a largo plazo. Se han desarrollado en Cuba otros aceites de base (como el de girasol) para obtener ungüentos o cremas y se aplican externamente para aliviar una amplia variedad de enfermedades como infecciones provocadas por hongos (incluído el pie de atleta), fístulas, úlceras de las piernas, decubito supino, gingivitis, herpes simplex, hemorroides, vulvovaginitis, picaduras de avispas y otros insectos, acné y otras relacionadas con la piel.

Los cubanos también usan cápsulas llenas de aceite ozonado para tratar las úlceras gastroduodenales, gastritis y úlcera péptica.

Inhalación de ozono

Los pulmones son los órganos más sensibles al ozono. Los médicos que usan el ozono medicinal garantizan que su inhalación en los pulmones puede acarrear alteraciones en la densidad de los tejidos pulmonares, dañar las delicadas membranas de los pulmones, irritar el epitelio (la superficie inferior de la membrana mucosa), causar daño en la tráquea y los bronquios y conducir a un enfisema. También advierten a los usuarios que no se debe escapar ozono dentro de la habitación en la que éste se aplique; los modernos generadores de ozono están diseñados de tal forma que no pueda llegar a ocurrir un escape accidental de gas de ozono. El Dr. Stephen A. Levine, coautor de *Antioxidant Adaptation*, previene al público contra el uso comercial de los purificadores de aire que generan pequeñas cantidades de ozono para depurar el aire ya que el ozono no debe ser inhalado.

Dicho lo anterior, es importante recalcar que en Rusia, en ciertos casos, se añaden diminutas cantidades de ozono al oxígeno para inhalaciones terapéuticas a corto plazo. Esto se ha realizado con pacientes que sufren de envenenamiento por monóxido de carbono y los doctores han quedado impresionados con los resultados. No se observaron efectos secundarios indeseables[23].

Inmunoterapia autohomóloga (ITAH)

Este método de ozonoterapia fue desarrollado por el doctor alemán Horst Kief a principios de la década de 1980. Es un método patentado, una nueva forma de autohemoterapia, usado actualmente por unos

120 médicos en Europa. La ITAH no está aprobada en Estados Unidos.

La sangre y orina del paciente se toma en el laboratorio y se descompone en las diferentes partes celulares y fluidos, conocidas como *fracciones*. Cada fracción se somete a más de una docena de pasos bioquímicos y procesos especiales, incluyendo la ozonización. Estas diferentes fracciones se recombinan entonces de acuerdo con el diagnóstico individual y se administran como gotas, inyecciones o inhalación de fluido durante un periodo de varios meses.

La ITAH ha resultado tener una fuerte influencia sobre el sistema inmunológico. Ocasiona un cambio en los sistemas celulares inmunológicos que ayudan a estimular los mecanismos de defensa corporales naturales. A diferencia de los antibióticos y otras medicinas, la ITAH no ha provocado efectos secundarios en literalmente miles de aplicaciones. La ITAH ha demostrado clínicamente tener un poderoso efecto sobre un amplio rango de enfermedades como el cáncer, eczema, asma bronquial, alergias, enfermedades reumáticas coyunturales, infecciones crónicas y envejecimiento prematuro. También conlleva la promesa de ser un buen tratamiento para otras enfermedades como la hepatitis, infecciones de VIH, cirrosis y colitis ulcerosa [24].

En la segunda parte examinaremos cómo se usan con éxito estas diferentes aplicaciones de la ozonoterapia para curar un amplio rango de enfermedades específicas, ya sea solas o como complemento de otras formas de tratamiento médico.

3

El Peróxido de hidrógeno

El peróxido de hidrógeno es un líquido claro que se mezcla fácilmente con el agua. Es un compuesto de dos átomos de hidrógeno y dos de oxígeno, conocido en química como H_2O_2. Podemos tomar el peróxido de hidrógeno como pariente cercano del ozono ya que éste se convierte en peróxido de hidrógeno cuando se introduce en agua fría. Además de ser un poderoso oxigenador y oxidante, la cualidad especial del peróxido de hidrógeno es su capacidad para descomponerse rápidamente en agua y oxígeno. Al igual que el ozono, el peróxido de hidrógeno reacciona con facilidad ante otras sustancias y es capaz de eliminar bacterias, hongos, parásitos, virus y algunos tipos de tumores.

El peróxido de hidrógeno se da naturalmente en la biosfera terrestre, algunos rastros del mismo se pueden hallar en la lluvia y la nieve. También se ha encontrado en muchos de los manantiales curativos del mundo, incluyendo Fátima en Portugal, Lourdes en Francia y en la capilla de Santa Ana en Quebec. El peróxido de hidrógeno es un componente importante de la vida de las plantas y se encuentra en pequeñas cantidades en muchas frutas y verduras, como son la col, tomates, espárragos, pimientos verdes, berros, naranjas, manzanas y sandía[1].

El peróxido de hidrógeno también existe en el reino animal y está relacionado con muchos de los procesos naturales del cuerpo. Como oxigenador, puede distribuir pequeñas cantidades de oxígeno a la sangre y otros sistemas vitales. El peróxido de hidrógeno no sólo oxigena el cuerpo produciendo modestas cantidades de oxígeno sino que también tiene una extraordinaria capacidad de estimular las enzimas oxidantes, que a su vez pueden cambiar la composición química de otras sustancias (como virus y bacterias) sin que ellas mismas cambien. En vez de proporcionar más oxígeno a las células, la presencia del peróxido de hidrógeno *aumenta* el proceso de oxidación celular natural, el cual incrementa la capacidad corporal de usar el oxígeno disponible. Según el Dr. Charles H. Farr, Ph.D., una de las autoridades más destacadas en el conocimiento de las propiedades químicas y las aplicaciones terapéuticas del peróxido de hidrógeno:

> Ayuda al transporte de la membrana [celular], actúa como mensajero hormonal, regula la termogénesis (producción de calor), estimula y regula las funciones inmunológicas, regula la producción de energía (similar a la insulina) y tiene muchas otras importantes funciones metabólicas. Su propósito en el cuerpo es producir radicales hidroxilo para eliminar bacterias, virus, hongos, fermentos y algunos parásitos. Este sistema de eliminación o protección natural no tiene nada que ver con el incremento de la cantidad de oxígeno disponible.[2]

El peróxido de hidrógeno debe estar presente para que nuestro sistema inmunológico funcione adecuadamente. La células del cuerpo que luchan contra las infecciones (el tipo de glóbulos blancos conocido como granulocitos) producen peróxido de hidrógeno para actuar como primera línea de defensa contra parásitos, bacterias, virus y hongos. El peróxido de hidrógeno se necesita también para el metabolismo de las proteínas, carbohidratos, grasas, vitaminas y minerales. Es productor del metabolismo celular (descompuesto por la peroxidasa), regulador hormonal y parte necesaria de la producción corporal de estrógenos, progesterona y tiroxina. Como si todo esto no fuera suficiente, el peróxido de hidrógeno está involucrado en la regulación del azúcar en la sangre y en la producción de energía de las células[3].

Historia y características

El peróxido de hidrógeno fue descubierto en 1818 por el químico francés Louis-Jacques Thenard, que lo bautizó con el nombre de *eau oxygenée*, o "agua oxigenada". Se ha usado comercialmente desde mediados de 1800 como agente blanqueador no contaminante, oxidante y desinfectante.

Aunque se encuentra en la naturaleza, se pueden conseguir pequeñas cantidades de peróxido de hidrógeno en el laboratorio haciendo reaccionar peróxido de bario y ácido sulfúrico diluido en frío. Se consiguen mayores cantidades mediante la electrolización de ácido sulfúrico concentrado y frío. Este proceso ocasiona una serie de reacciones químicas hasta crear una sustancia llamada ácido peróxidisulfúrico. Cuando esta solución se calienta a la temperatura ambiente se convierte en peróxido de hidrógeno[4].

El peróxido de hidrógeno se encuentra en varios grados diferentes:

- *3 por ciento* es del tipo que encontramos en la farmacia y almacenes. Está compuesto principalmente por un 50 por ciento de "peróxido super D" diluido, contiene varios estabilizantes como el fenol, acetanilida y estancito de sodio. Se usa sobre todo para desinfectar heridas y raspaduras en la piel y como enjuague bucal barato y eficaz (aunque desagradable para el gusto de algunos). Este grado de peróxido de hidrógeno también se usa en el hogar para refrescar el baño y lavar frutas y verduras. Aunque es seguro en estas aplicaciones el grado del 3 por ciento de H_2O_2 no debe ingerirse.

- *6 por ciento*. Contiene un activador que lo hace efectivo como agente blanqueador. Se usa principalmente en peluquerías, y los surfistas y adolescentes lo emplean para teñir el cabello.

- *30 por ciento*. Como los demás grados de peróxido de hidrógeno aparenta ser agua simple e inocua. Sin embargo, es un componente químico de alta concentración que es muy corrosivo. Se deben tomar estrictas precauciones si se piensa utilizar en algún momento. Cuando entra en contacto con la piel puede ocasionar quemaduras. La inhalación del vapor o la ingestión directa puede resultar desastrosa o incluso fatal. Aunque cuando se usa apropiadamente es seguro. Como está prácticamente libre de metales pesados y otros elementos, se utiliza principalmente en la investigación médica. También es muy recomendable en las terapias bio-oxidantes (de forma diluida). El peróxido de hidrógeno en este grado se puede encontrar en almacenes de abastecimiento químico.

- *35 por ciento.* O grado alimenticio, se ha usado tradicionalmente en la industria alimenticia como desinfectante no tóxico. Se añade al agua y se pulveriza sobre el queso, huevos, frutas, verduras y productos del suero para mantenerlos libres de bacterias no deseables. Se usa para desinfectar metales y recipientes metálicos para alimentos. El peróxido de hidrógeno del grado alimenticio también se usa en la industria de lácteos como desinfectante y bactericida. Aunque se considera menos deseable que el grado anterior para el uso en las terapias bio-oxidantes, el grado alimenticio del peróxido de hidrógeno se puede obtener fácilmente en cualquier gran almacen de productos naturistas en Estados Unidos. En muchos países del Tercer Mundo este grado de peróxido de hidrógeno puede contener impurezas, lo que lo hace peligroso para el consumo interno. Se recomienda usar sólo el grado médico de este producto.

- *90 por ciento.* Se usa en el ejército y en la exploración espacial como fuente de propulsión para el combustible de los cohetes. Es un compuesto altamente inestable que puede explotar a menos que se maneje con mucho cuidado, *no* se recomienda para el uso en las terapias bio-oxidantes.

Usos principales

Al igual que el ozono, el peróxido de hidrógeno se utiliza de muy diversas maneras:

Blanqueador

Uno de los usos principales industriales del peróxido de hidrógeno es el blanqueamiento de tejidos de algodón, aunque también se usa en menor proporción para blanquear lana, seda y ciertas fibras vegetales.

Asimismo es útil para blanquear pastas químicas, madera pulverizada y linóleo y para mejorar el color de ciertas ceras y aceites. El peróxido de hidrógeno se utiliza para desteñir resíduos de papel en el proceso de reciclaje. Estas industrias usan el peróxido de hidrógeno porque no es dañino para el medio ambiente. Cuando el peróxido de hidrógeno se descompone resulta solo agua y oxígeno.

Control de la contaminación

El peróxido de hidrógeno es un poderoso oxidante, bactericida y virucida. Si se añade a las aguas residuales de la industria y la ciudad, acaba con los elementos patógenos, haciendo que aquéllas sean seguras para el medio ambiente. El peróxido de hidrógeno elimina los contaminantes tóxicos y de mal olor de las corrientes de gas industrial y puede limitar la concentración de cloro en el suministro de agua.

Industria química y farmacéutica, y minería

El peróxido de hidrógeno se utiliza en la industria química en la producción de una amplia variedad de productos químicos orgánicos e inorgánicos, así como en la fabricación de blanqueadores para el hogar. Es uno de los ingredientes de los limpiadores de las lentes de contacto, gotas oculares, extractos de aloe vera y enjuagues bucales. El peróxido de hidrógeno es también un agente oxidante dentro de la minería.

Propulsión

El peróxido de hidrógeno de alto grado (90 por ciento) se usa como combustible para cohetes en diferentes ramas de las fuerzas armadas y la NASA.

Agricultura

Es una forma barata para los agricultores de purificar el agua de beber, se añade medio litro de peróxido de hidrógeno en el grado alimenticio de 35 por ciento a 4,546 litros de agua de beber destinada a los animales de la granja. Además de servir como catalizador en la promoción de la oxigenación de la sangre y de eliminar los virus y bacterias perjudiciales, el peróxido de hidrógeno que se añade al agua de beber ayuda a eliminar lombrices y otros parásitos del intestino. Cuando se administra a las vacas puede incrementar la producción de leche y su contenido de grasa.

El peróxido de hidrógeno de grado alimenticio se puede usar para enjuagar las latas o envases de leche para destruir bacterias y otros elementos patógenos. También se diluye en agua y se vaporiza para limpiar los suelos y paredes de los establos. La mezcla de peróxido de hidrógeno se utiliza para limpiar heridas o las ubres de las vacas, lo cual repercute en un menor contenido de bacterias en la leche.

Ya que el oxígeno es esencial en la vida de las plantas y en la animal, el peróxido de hidrógeno se utiliza de diferentes formas para incrementar el crecimiento y productividad de las plantas. Farmgard Products de Minnesota informa que los árboles frutales que antes no daban frutos volvían a darlos cuando se les regaba con agua que contenía peróxido de hidrógeno y las plantaciones de arroz inproductivas de Japón empezaron a dar cosecha después de irrigarlas con una mezcla de agua y peróxido de hidrógeno. El peróxido de hidrógeno lo utilizan también algunos agricultores como insecticida efectivo y no contaminante en el campo así como en spray para las plantas de la casa y el jardín[5].

El peróxido de hidrógeno en la medicina

El principal uso médico del peróxido de hidrógeno fue reportado por el médico inglés T.H. Oliver en 1920. Él había tratado durante el año anterior en la India a 25 pacientes gravemente enfermos de neumonía inyectándoles peróxido de hidrógeno directamente en la vena. En comparación con una proporción de muerte de un 80 por ciento, los pacientes de Oliver tuvieron un índice de mortalidad de sólo un 48 por ciento[6]. Aunque este método de impartición del peróxido de hidrógeno puede ocasionar embolia por gas, condición que acarrea la obstrucción de los vasos sanguíneos y conduce a un paro cardíaco, esto no ocurrió aparentemente en ninguno de los pacientes tratados.

En la década de 1920 se realizaron en Estados Unidos estudios sobre el peróxido de hidrógeno en pacientes de cáncer, dirigidos por el notable químico y médico William Frederick Koch. El Dr. Koch utilizó una sustancia que él llamaba glyoxylide, que se cree que es la misma que se encuentra en el peróxido de hidrógeno. En vez de usarlo por vía intravenosa como Oliver, prefirió introducir la sustancia intramuscularmente.

Aunque sus experimentos tuvieron éxito, el Dr. Koch fue demandado posteriormente por el Ministerio Norteamericano de Alimentación y Medicina (FDA). A pesar de ser absuelto decidió abandonar Estados Unidos y continuar su investigación en Brasil. Murió en 1967[7].

A prinicipios de la década de 1960 se realizaron importantes estudios sobre los usos médicos del peróxido de hidrógeno en el Centro Médico de la Universidad de Baylor, en Texas. En un estudio anterior relacionado con el cáncer, los investigadores descubrieron que las células que contenían una gran cantidad de oxígeno respondían más favorablemente a la radiación que las células ordinarias. Después de aquel estudio los médicos usaron bastante el oxígeno hiperbárico para oxigenar las células mediante un método muy incómodo y caro que utilizaba una cámara de oxígeno especialmente construida, que repartía el oxígeno a presión más alta que la atmosférica. Sin embargo, los doctores de Baylor encontraron que si se inyectaban pequeñas cantidades de peróxido de hidrógeno vía intravenosa se podían lograr los mismos resultados que con el oxígeno hiperbárico a mucho menor costo y con muchos menos efectos colaterales.

Los investigadores de Baylor también descubrieron que el peróxido de hidrógeno tiene un efecto energizante sobre el músculo del corazón que puede ser de gran beneficio para pacientes que sufren ataques de corazón. La isquemia de miocardio, o sea, la falta de oxígeno en el músculo del corazón fue curada con peróxido de hidrógeno[8]. El Dr. H.C. Urschel, Jr., escribió en la publicación *Circulation*, que la fibrilación ventricular, una enfermedad de vida o muerte que consiste en contracciones extremadamente rápidas e incompletas del área ventricular del corazón, fue completamente sanada a través de la administración intravenosa de peróxido de hidrógeno[9].

Asimismo, los investigadores de Baylor estudiaron el efecto del peróxido de hidrógeno intravenoso en la acumulación de placa en las arterias. Descubrieron que el peróxido de hidrógeno eliminaba la proliferación de placa y además su efecto perduraba a largo plazo[10]. Los estudios de

Baylor han sido ignorados por la medicina establecida aunque estos hallazgos suponían una esperanza para los individuos destinados a operaciones de bypass caras, peligrosas y a menudo inefectivas. Se presentarán con mayor detalle en la segunda parte de este libro.

Quizás la investigación médica más importante sobre la terapia del peróxido de hidrógeno sea la acreditada por Charles H. Farr de Oklahoma, quien posee doctorados en farmacología y medicina. El Dr. Farr fue de los primeros en sugerir los beneficios clínicos del tratamiento de enfermedades con soluciones diluidas de peróxido de hidrógeno inyectado por vía intravenosa y ha dirigido más investigaciones médicas en el campo de la terapia de chelación y la de peróxido de hidrógeno que cualquier otro. Además de haber escrito unos treinta y cinco artículos y libros de medicina es el creador de la Fundación Internacional de Medicina Bio-oxidante (IBOMF).

Como muchos otros pioneros que han investigado el valor de las aplicaciones médicas del ozono, el trabajo del Dr. Farr relacionado con el peróxido de hidrógeno se ha ignorado durante mucho tiempo por la medicina y ciencia establecidas en Estados Unidos y Canadá. No obstante, fue detenidamente evaluado por eminentes científicos. En reconocimiento de sus logros en el campo de la terapia de peróxido de hidrógeno y su investigación sobre la oxidación biológica, el Dr. Farr fue nominado al Premio Nóbel de Medicina en el año 1993.

¿Cómo funciona?

Ya mencionamos que el peróxido de hidrógeno es un oxigenador efectivo además de ser un poderoso oxidante. Se han descrito numerosos efectos fisiológicos del peróxido de hidrógeno dentro de literatura médica y científica durante más de sesenta años.

Sobre los pulmones

El peróxido de hidrógeno ayuda a estimular el proceso de oxigenación de los pulmones incrementando el flujo de sangre, y ya que esa sangre tiene más contacto con el aire, ayuda a que los glóbulos rojos y la hemoglobina aporten oxígeno a las células de los pulmones. Esto provoca la eliminación del material extraño, incluyendo los tejidos muertos y dañados de los alveolos, los diminutos sacos que se encuentran en los pulmones por donde el oxígeno entra a la corriente sanguínea.

Sobre el metabolismo

Existen bastantes efectos hormonales regulados por la acción del peróxido de hidrógeno, incluyendo la producción de progesterona y tiroxina, así como la inhibición de las bioaminas, dopamina, noradrenalina y serotonina. El peróxido de hidrógeno también estimula (ya sea directa o indirectamente) ciertos sistemas de enzimas oxidantes. Las enzimas son proteínas complejas capaces de ocasionar cambios químicos en otras sustancias; las enzimas digestivas, por ejemplo, pueden descomponer los alimentos en compuestos simples que el cuerpo usa para la nutrición.

Sobre el corazón y el sistema circulatorio

El peróxido de hidrógeno puede dilatar (expandir) los vasos sanguíneos del corazón, las extremidades, el cerebro y los pulmones. También es capaz de aminorar el ritmo cardíaco, incrementar la cantidad de sangre bombeada por el ventrículo izquierdo del corazón en cada latido, y disminuir la resistencia vascular (lo cual facilita el movimiento de la sangre por los vasos sanguíneos). Como resultado es capaz de mejorar el funcionamiento cardíaco en general.

Utilización del azúcar (glucosa)

El peróxido de hidrógeno se dice que imita los efectos de la insulina y se ha usado con éxito para estabilizar casos de diabetes mellitus del tipo II.

Respuesta inmunológica

Mencionamos antes que los granulocitos son un tipo de glóbulos blancos que usa el cuerpo para combatir las infecciones. Cuando el cuerpo recibe una infusión de peróxido de hidrógeno, el número de granulocitos del cuerpo primero disminuye y después aumenta más allá del número original.

El tratamiento intravenoso con peróxido de hidrógeno también estimula la formación de monocitos, un tipo de glóbulos blancos que depura, atrapa y mata las bacterias, estimula las células T (glóblulos blancos que ordenan la respuesta inmunológica y dan la señal a otras células del sistema inmunológico para que realicen sus propias funciones), y ayuda a incrementar la producción de gamma interferona, una proteína que se encuentra cuando las células están expuestas a virus así como a otras citosinas (mensajeras celulares) que promueven la curación. Las células no infectadas que están expuestas a la interferona resultan protegidas contra la infección viral[11].

¿Qué enfermedades puede tratar el peróxido de hidrógeno?

El peróxido de hidrógeno en bajo grado (3 por ciento) es muy conocido por la mayoría de nosotros. Cuando lo aplicamos de manera externa en una herida, hace burbujas, esto se debe al oxígeno que sale de la solución. Sin embargo, pocas personas conocen el amplio rango de posibilidades terapéuticas que tienen los del grado del 30 por ciento cuando se diluyen y se toman internamente a modo de terapia bio-oxidante.

Al igual que el ozono, el peróxido de hidrógeno puede tratar un amplio espectro de enfermedades porque elimina bacterias, hongos, parásitos y virus. También puede destruir ciertas células tumorales. Según el Dr. Farr, las siguientes enfermedades han sido tratadas clínicamente con peróxido de hidrógeno intravenoso con diversos grados de éxito:

alergias[12]
angina
arritmias cardiacas
arteritis temporal (infección de la arteria temporal)
artritis reumatoide
asma
candidiasis crónica sistémica (infecciones por levaduras)
carcinoma metastásico (cáncer)
cardioconversión (paro cardíaco)

diabetes mellitus del tipo II
dolores de cabeza en general
dolores de cabeza vasculares
enfermedad de Alzheimer
enfermedad de Parkinson
enfermedades cardiovasculares (enfermedades del corazón)
enfermedades cerebrovasculares (pérdida o falta de memoria)
enfermedades de obstrucción pulmonar crónica
enfermedad vascular periférica (mala circulación)
enfisema
esclerosis múltiple
gripe
herpes simplex (ampollas febriles)
herpes zoster
infecciones bacteriales crónicas
infecciones por parásitos
infección recurrente crónica de Epstein-Barr
infecciones de VIH
infecciones virales crónicas y agudas
migrañas
síndrome de dolor crónico (por varias causas)

En la segunda parte del libro examinaremos con más detenimiento el impacto de muchas de estas enfermedades.

En la actualidad muchos investigadores están trabajando en la investigación del desarrollo de los diferentes protocolos de tratamiento para muchas otras enfermedades, incluyendo la enfermedad del legionario, el carcinoma de Erlich, la neumonía relacionada con el SIDA causada por *pneumocystis carinii* e infecciones provocadas por *Candida albicans, Salmonella Typhi, Toxoplasma gondii,* citomegalovirus y VIH.

¿Cómo se administra el peróxido de hidrógeno?

El peróxido de hidrógeno se puede introducir en el cuerpo de diferentes maneras.

Infusión intravenosa

Se prepara una infusión intravenosa diluyendo el peróxido de hidrógeno de grado del 30 por ciento con igual cantidad de agua destilada esterilizada para lograr una "solución de base" del 15 por ciento. Entonces ésta se pasa a través de un filtro de flujo medio Millipore de 0.22μm, tanto para esterilizar la solución como para eliminar cualquier partícula. La solución de base se refrigera en recipientes de 100 ml esterilizados hasta que se necesita.

En el momento de la aplicación, los médicos utilizan un 5 por ciento de dextrosa diluida en agua, o una solución alcalina normal igual que el portador. Añadiendo 0.4 ml de la solución de base a 200 ml de dextrosa diluida se obtiene una concentración de 0.03 por ciento, que es la proporción recomendada para la mayoría de las infusiones intravenosas. A causa del tremendo poder oxidante del peróxido de hidrógeno, el Dr. Farr advierte que las "vitaminas, minerales, péptidas, enzimas, aminoácidos, heparina, EDTA o cualquier otra materia inyectable no se deben mezclar nunca con la solución de H_2O_2"[13]. La mezcla se inyecta entonces lentamente en la vena durante un periodo de una a tres horas, dependiendo de la situación del paciente. De acuerdo con la Fundación Internacional de Medicina Bio-oxidante:

> Se da tratamiento normalmente una vez a la semana en enfermedades crónicas, pero se puede administrar diariamente en pacientes con enfermedades agudas como la neumonía o la gripe. Los médicos recomiendan de 1 a 20 tratamientos dependiendo de la condición del paciente y la enfermedad a tratar.[14]

A veces son necesarios tratamientos posteriores. Aunque los efectos colaterales son raros (algunos experimentan irritación en la vena o disminución temporal de la presión en el pecho), el paciente es monitoreado por un doctor o enfermera durante un corto tiempo después de la infusión.

Ya que la solución de peróxido de hidrógeno se administra en cantidades exactas, este es el método preferido por los médicos. También es considerado el más eficiente para introducir peróxido de hidrógeno en el cuerpo.

Ingestión oral

El método oral consiste en unas gotas de 30 o 35 por ciento de peróxido de hidrógeno que se añaden a un vaso de agua y se ingieren dos o tres veces al día. Uno de los más prominentes defensores de este método es el renombrado cirujano del corazón el Dr. Christian Barnard. En una carta, fechada el 10 de marzo de 1986, escribió: "Es verdad que he encontrado alivio para la artritis y lo atribuyo al peróxido de hidrógeno tomado oralmente varias veces al día."[15]

Kurt W. Donsbach, D.C., destacado escritor y médico holístico utiliza el peróxido de hidrógeno y otras sustancias naturales para tratar a pacientes con cáncer y otras enfermedades en su hospital de Santa Mónica en México. Aunque el Dr. Donsbach prefiere el método intravenoso en el hospital (y estima que él y su equipo han administrado más de 120,000 inyecciones de peróxido de hidrógeno sin efectos secundarios significativos), recomienda la administración oral para para los pacientes externos mediante un producto que él ha creado y se conoce como Superoxy Plus, compuesto de aloe vera saturado con peróxido de magnesio. Cada onza equivale a veinte gotas de peróxido de hidrógeno.

El conocido investigador profano Conrad LeBeau sugiere que los adultos tomen diez gotas de peróxido de hidrógeno del grado alimenticio disueltas en un vaso de agua destilada dos o tres veces al día con el estómago vacío[16]. Donsbach recomienda que la mezcla se debe tomar con el estómago vacío treinta minutos antes o tres horas después de haber comido[17].

A algunas personas les desagrada el sabor del peróxido de hidrógeno. Para disfrazarlo un poco se pueden añadir unas cuantas gotas de aceite de oliva al agua.

Se empieza tomando una gota de peróxido de hidrógeno disuelta en un vaso de agua el primer día y luego se va añadiendo una gota cada día hasta llegar a las diez que se requieren. El Dr. Donsbach previene en contra de tomar el peróxido de hidrógeno con jugo, leche u otros sabores porque "se producirá una oxidación, la cual extrae el oxígeno que se está tratando de llevar hasta la corriente sanguínea"[18], y el Dr. Farr aclara que "casi sin excepción, el peróxido de hidrógeno añadido a cualquier cosa exceptuando el aceite y/o agua ocasionará la permutación y destrucción del peróxido de hidrógeno."[19]

Los médicos también insisten en que no se debe añadir peróxido de hidrógeno al agua que contenga hierro porque la combinación del peróxido de hidrógeno con el hierro produce un alto número de radicales libres y puede ocasionar malestar de estómago que puede llegar a convertirse en cáncer a largo plazo. Si el agua tiene hierro es preferible usar agua destilada. También se sugiere que no se tomen suplementos de hierro en el plazo de una hora después de haber tomado el peróxido de hidrógeno.

Entre los médicos que abogan por el uso del peróxido de hidrógeno, no todos están a favor de su administración oral. Uno de ellos es el Dr. Farr. Además de la presencia de hierro en el estómago, él cree que la combinación de los ácidos grasos puede reducir el peróxido de hidrógeno a unos cuantos radicales libres, los cuales provocan efectos negativos en la mucosa gástrica y duodenal, una membrana delicada que cubre el estómago y la primera parte del intestino delgado. Esto puede acarrear un incremento de la erosión glandular del estómago, un incremento anormal del número de células en el duodeno y la posible formación de tumores cancerígenos y benignos en el estómago y el duodeno[20].

El punto de vista del Dr. Farr es apoyado por el Dr. Hugo Vietz, de Pennsylvania, el cual también tiene una gran experiencia en el uso del peróxido de hidrógeno para la terapia. En un artículo publicado en la revista *East West* ataca duramente la administración oral del peróxido de hidrógeno:

> Se está poniendo una sustancia bastante cáustica dentro del tracto intestinal, el cual, desde la boca hasta el recto, está cubierto de una membrana mucosa que es extremadamente sensible y delicada. Esta membrana realiza ciertas funciones de gran importancia. Introducir una sustancia cáustica como el peróxido de hidrógeno, incluso diluido de tal forma, me hace estremecer. Muchas de las personas que lo utilizan van a continuar haciéndolo. Pero van a ocasionar un daño en el tracto intestinal. Si se provocan daños permanentes en un órgano como ese, se tendrán realmente graves problemas.[21]

Este tema de la administración oral del peróxido de hidrógeno es bastante controvertido ya que muchos de los usuarios a largo plazo no se han enfermado y no existen estudios clínicos. Hasta que no se realicen estos estudios mucha gente pensará que el uso del peróxido de hidrógeno oral debería evitarse a favor de un menor riesgo en su aplicación.

Se previene de no usar el peróxido de hidrógeno de grado alimenticio fabricado fuera de Estados Unidos porque puede tener impurezas y ser peligroso para su uso interno.

En el baño

Es un método mucho más seguro (y menos controvertido) que implica el añadir de 250 a 500 ml de peróxido de hidrógeno de grado alimenticio del 35 por ciento en una bañera de agua templada y permanecer dentro del agua durante veinte minutos como mínimo. El peróxido de hidrógeno es absorbido por la piel. Se han reportado mejoras en casos de rigidez en las coyunturas, erupciones cutáneas, psoriasis e infecciones por hongos usando este método unas tres veces a la semana. No existe mucha evidencia clínica que atestigüe la efectividad de este método en el tratamiento de enfermedades más graves, pero existe mucha evidencia anecdótica que puede ser muy útil a las personas con infección de VIH y problemas de salud relacionados con el mismo. El peróxido de hidrógeno en baños de agua se recomienda muy a menudo como complemento de otras terapias.

Inyecciones en coyunturas y puntos de contracción de los tejidos blandos

El Dr. Farr desarrolló e informó del uso del peróxido de hidrógeno médico diluido al 0.03 por ciento inyectado en las coyunturas y tejidos blandos. Descubrió que la inflamación de la artritis reumatoide y otros tipos de artritis inflamatoria respondían enseguida a las inyecciones intraarticulares de peróxido de hidrógeno. También halló que era especialmente efectivo cuando se inyectaba en las coyunturas osteoartríticas como los dedos y las rodillas. Los puntos de contracción de los músculos y tendones se alivian rápidamente con el mismo tipo de inyecciones. Algunos médicos han reportado buenos resultados en la reconstrucción de la superficie y huecos de las coyunturas usando peróxido de hidrógeno en inyecciones[22].

Los radicales libres y el peróxido de hidrógeno

En el capítulo 1 discutimos el tema de los radicales libres y la oxidación. El peróxido de hidrógeno es una especie de oxígeno activado que puede descomponer y liberar radicales libres, y muchas veces también actuar como un radical libre en sí. Sin embargo, es más a menudo un "intermediario" para la formación de otros radicales libres como el hidroxilo. Aunque el hidroxilo es esencial en la lucha contra las enfermedades, se ha relacionado con mutaciones genéticas y destrucción de las membranas celulares cuando existen excesivas cantidades en el cuerpo. Muchos médicos creen que el peróxido de hidrógeno es perjudicial en el uso de terapia médica porque puede conducir a una producción incontrolada de radicales libres como el hidroxilo. No obstante, antes de llegar a tal conclusión es necesario realizar un análisis más profundo de los descubrimientos en el campo de la producción de radicales libres.

El Dr. Farr, quien, como mencionamos, fue nominado para el Premio Nóbel por su investigación sobre el peróxido de hidrógeno, descubrió que dicho elemento conduce a la formación de radicales hidroxilo sólo bajo circunstancias especiales, principalmente cuando está presente el óxido de hierro. Por eso los médicos sugieren que no se deben tomar suplementos de hierro cuando se está administrando peróxido de hidrógeno por vía intravenosa u oral y tampoco se debe usar agua con hierro para tomar el peróxido de hidrógeno por vía oral.

Cuando el óxido de hierro no está presente —lo cual sucede la mayor parte del tiempo— el Dr. Farr ha encontrado que el peróxido de hidrógeno se convierte normalmente en oxígeno por la enzima catalasa, lo que produce el peróxido de hidrógeno beneficioso para el cuerpo.

La acción de la catalasa sobre el peróxido de hidrógeno es añadir un electrón en presencia de hidrógeno al agua pura y el oxígeno diatónico. El oxígeno se reduce de nuevo a superóxido y después a peróxido de hidrógeno y otra vez comienza la reacción... Una molécula de catalasa puede convertir millones de moléculas de peróxido de hidrógeno en oxígeno y agua en cuestión de segundos y es la primera línea de defensa del cuerpo contra la formación de radicales libres hidroxilo.[23]

Cuando se introduce en el cuerpo en pequeñas cantidades, el peróxido de hidrógeno oxida las células enfermas, débiles o desvitalizadas convirtiéndolas en células saludables (como las células-T) más fuertes y resistentes a la oxidación. También permite la formación de células nuevas y sanas que son más capaces de resistir a las enfemedades. Este proceso es esencial para la curación.

En un capítulo posterior trataremos la importancia de los antioxidantes (que se pueden encontrar fácilmente en muchas frutas y verduras populares y en complementos nutritivos) como ayuda importante a la terapia bio-oxidante porque mantienen un control sobre la producción de radicales libres en el cuerpo.

Al igual que sobre el ozono, existe mucha evidencia documentada que atestigua el valor del peróxido de hidrógeno en la terapia médica. En la segunda parte del libro exploraremos los últimos descubrimientos clínicos y de laboratorio que hacen una evaluación del uso de las terapias bio-oxidantes en el tratamiento de muchas de nuestras enfermedades más graves.

LAS TERAPIAS BIO-OXIDANTES EN MEDICINA

Aunque algunos de los estudios que presentamos en esta sección son el resultado de una investigación doblemente a ciegas (en la que ni el paciente ni el investigador saben qué tratamiento se está aplicando), la mayor parte son descubrimientos clínicos objetivos y subjetivos basados en el conocimiento empírico o la experiencia práctica.

Los juicios doblemente a ciegas se han convertido en el "sistema de oro" de la investigación científica, especialmente en Estados Unidos. La ventaja principal de este tipo de investigación es que se logra una completa objetividad y es más fácil obtener y evaluar los resultados. También previene a los médicos de dar un tratamiento preferencial al paciente.

El principal inconveniente de los estudios doblemente a ciegas es que las personas que necesitan un tratamiento importante tal vez se queden sin recibirlo. En algunos casos no se permite que los pacientes tomen ninguna otra medicación (algunas de las cuales pueden ser de vital importancia) durante los juicios porque los resultados del estudio se pueden ver interferidos por ello.

La mayoría de los médicos alemanes que han realizado investigaciones con las terapias a base de ozono piensan que los estudios doblemente a ciegas son una inmoralidad. Sostienen que el ozono no es un medicamento experimental, pues ya ha sido utilizado desde la Primera Guerra Mundial y se ha demostrado su seguridad y efectividad en millones de pacientes. Creen que denegar a pacientes enfermos un tratamiento que tiene probabilidades de aliviar su sufrimiento o salvar su vida es una violación del principio de Hipócrates y una afrenta hacia la gente que se dirige a ellos pidiendo ayuda. El Dr. Joaquim Varro, de Düsseldorf, quien ha trabajado principalmente con enfermos de cáncer, hizo suyo este punto de vista sobre los estudios doblemente a ciegas en la Conferencia Mundial sobre el Ozono de 1983, en Washington, D.C., diciendo lo siguiente:

> Por razones éticas y como médico que enfrenta la muerte en su práctica diaria con casos en estado crónico avanzado, no puedo realizar los llamados estudios al azar o estudios doblemente a ciegas. Le dejo éstos a la ciencia e investigaciones que tengan responsabilidad en tales métodos. En cambio yo me adhiero mucho más a los resultados de investigaciones y a las experiencias clínicas y trato de adaptarme a ellos en la manera en que puedan ser aplicados en la práctica dentro de mi rango de actividades. Como resultado puedo estar en condiciones de traer a discusión médica, y de una forma constructiva, mis observaciones empíricas a largo plazo.[1]

Otro problema de los estudios doblemente a ciegas es que aunque puedan ser una buena idea en teoría, no siempre funcionan en la práctica. Se sabe que los participantes en estos juicios a ciegas hacen trampa, especialmente cuando su vida está en peligro. Varios de estos casos fueron reportados por Paul A. Sergios en *One Boy at War: My Life in the AIDS Underground*. En un ejemplo habla de un juicio a ciegas sobre una prometedora medicina para el SIDA; algunos de los participantes recibieron una píldora de azúcar mientras que otros recibieron la medicina experimental. Dice así:

> Numerosos pacientes que fueron admitidos en el juicio entre febrero y abril de 1986 abrieron sus cápsulas para probar el contenido. Si el polvo sabía amargo continuaban el tratamiento. Si sabía dulce tiraban el frasquito y se apresuraban a probar suerte y encontrar la medicina auténtica en otro lugar.[2]

Sergios también escribió acerca de sus propias experiencias como participante en otra prueba sobre una medicina prometedora para el SIDA en la cual compartió la mitad de sus píldoras con otro participante a fin de aumentar sus posibilidades de supervivencia en el caso de que alguno de los dos estuviera recibiendo la droga experimental. Cuando le ofrecieron por primera vez la oportunidad de compartir las píldoras dijo que pensaba que era inmoral porque podría perjudicar la prueba. Su amigo replicó:

> ¿Inmoral?... ¿Y su tergiversada moralidad de dar a la mitad de nosotros una píldora de azúcar durante un año o dos a fin de ver cuál se muere antes, mientras que los demás obtienen una droga que en potencia podría salvarles la vida? Y no sólo es eso, este estudio nos prohibe tomar ciertas medicinas que previenen las oportunas infecciones. *Nosotros* estamos en inferioridad de condiciones.[3]

La decisión de usar estudios al azar o a ciegas está relacionada con ciertos temas morales difíciles que podrían ser debatidos entre científicos, médicos y pacientes probablemente durante años. Una de mis metas principales en este libro es presentar la evidencia, ya sea preliminar, empírica o resultado de estudios a ciegas. Después de ver la evidencia es asunto del lector el tomarlo como su propia conclusión o hacer una investigación por su cuenta.

4

ENFERMEDADES
CARDIOVASCULARES

Desde hace unos treinta años los médicos han utilizado las terapias bio-oxidantes para tratar enfermedades de corazón y los problemas circulatorios relacionados. La terapia de ozono (administrada como autohemoterapia, inyección intramuscular, inyección intraarterial o insuflación rectal) y la terapia de peróxido de hidrógeno (principalmente en forma de inyección intravenosa o intraarterial) se han utilizado para tratar ataques de corazón, paro cardíaco, presión arterial alta, insuficiencia cardiaca, colesterol alto, angina, arteriosclerosis y una amplia variedad de problemas relacionados con la mala circulación de la sangre.

En Cuba, la terapia de ozono se ha vuelto rutinaria para pacientes que sufren de angina y ataques de corazón. Durante mi visita a este país en enero de 1994 conocí a la madre, de ochenta años de edad, del Dr. Manuel Gómez, cofundador del Departamento del Ozono. Tres años antes, doña Matilde tenía una angina tan grave que casi no podía salir de una habitación sin tener dolor y dificultad para respirar. Después de mucha resistencia (es una mujer muy tenaz), su hijo logró finalmente persuadirla de seguir diariamente durante tres semanas, una autohemoterapia mayor, durante la cual desapareció completamente su angina. Aunque doña Matilde no ha cambiado su estilo de vida "de golpe" ("no me gusta dar paseos largos"), tiene una tremenda energía y los síntomas de angina no han regresado.

Las terapias bio-oxidantes funcionan porque mejoran la circulación de la sangre, lo que conduce a un mejoramiento de la aportación de oxígeno a los tejidos. Al mismo tiempo el peróxido de hidrógeno y el ozono pueden reactivar la capacidad de las células, que previamente han sido deficientes, para metabolizar el oxígeno de una forma más eficaz.

El ozono y el peróxido de hidrógeno alteran la estructura de la sangre y la manera en que ésta fluye a través de venas y arterias. La formación del "montón de monedas" eritrocitos (glóbulos rojos maduros) que es típica en las enfermedades de oclusión arterial, es revertida mediante cambios en la carga eléctrica de la membrana de los eritrocitos. Al mismo tiempo, la flexibilidad y elasticidad de las membranas de los eritrocitos se incrementa aumentando el flujo a través de los vasos sanguíneos[1]. Esto aumenta el aporte de oxígeno vital para el corazón y otros tejidos corporales.

Uno de las más importantes investigaciones en este campo fue realizada primeramente por Hospital Centro Médico de Nueva Inglaterra en Boston. Los investigadores descubrieron que pequeñas cantidades de peróxido de hidrógeno alteran el modo en que las plaquetas de la sangre se reúnen o enlazan. Las plaquetas juegan un papel importante en la coagulación de la sangre y en la formación de coágulos. En un artículo publicado en el periódico *Blood*, R.T. Canoso y sus colegas concluyen: "La generación de peróxido en el lugar de la trombosis (coágulo) puede alterar el desarrollo de ésta. Esta alteración podría ocurrir mediante los cambios ya sea en la unión o disgregación de plaquetas..."[2]

Otros estudios del centro Médico Estatal de Siracusa, Nueva York, y en la Universidad del Colegio Médico de Massachusetts en Worcester, Massachusetts, confirmaron más adelante el papel del peróxido de hidrógeno como modulador de las reacciones de las plaquetas[3,4].

También existe evidencia de que el peróxido de hidrógeno oxida las grasas como una placa que se adhiere a las paredes arteriales. En un artículo que aparece en *Townsend Letter for Doctors*, el Dr. Farr escribe:

> Los beneficios oxidantes pueden incluir la oxidación de los lípidos de las paredes de los vasos sanguíneos. El beneficio de la saturación del

oxígeno del fluido de los tejidos procedente del oxígeno producido por el H_2O_2 puede tener una importancia secundaria. El colesterol y los triglicéridos se elevan después de una inyección intraarterial de H_2O_2. Repitiendo una inyección intraarterial se consigue eliminar las placas ateromatosas [grasas] e incrementar la elasticidad de las paredes de los vasos sanguíneos.[5]

Ya mencionamos antes que las terapias bio-oxidantes pueden activar también importantes enzimas (como la peroxidasa glutation, la catalasa y la dismutasa superóxido) que están relacionadas con la eliminación de los radicales libres. Un exceso de radicales libres puede contribuir a una enfermedad de corazón y otros problemas circulatorios.

Como veremos en este capítulo, la evidencia clínica en cuanto a la efectividad de las terapias bio-oxidantes en el tratamiento de diferentes formas de enfermedades de corazón es por demás conocida. Dado el hecho de que las enfermedades de corazón y los problemas circulatorios relacionados son la causa principal de muerte e incapacidad en los adultos de Estados Unidos, es hora de explorar el papel de las terapias bio-oxidantes en el tratamiento de las enfermedades de corazón y los problemas relacionados.

Arteriosclerosis

Relativa a los vasos coronarios y cerebrales

Los científicos rusos del Instituto Médico de Nizhny Novgorod trataron a treinta y cinco enfermos de arteriosclerosis aguda. Todos los pacientes exhibían síntomas de angina, nueve sufrieron ataques de corazón, uno había padecido una operación de bypass, y dos habían tenido paros cardíacos. Casi las dos terceras partes de los pacientes tenían insuficiencia de aportación sanguínea cerebral (deficiencia en la aportación de sangre en el cerebro) y una cuarta parte sufría de encefalopatía discirculatoria, ocasionada por una circulación irregular en el cerebro.

Durante veinte días de tratamiento, se administró cloruro de sodio ozonado por vía intravenosa cinco veces al día. Al final del estudio los ataques de angina disminuyeron del 6.1 al 2.5 por día. Las dosis de nitroglicerina fueron reducidas. La tolerancia a la carga física aumentó en un 82.1 por ciento de los pacientes. De aquellos que sufrían de repolarización debilitada (definida por el *Diccionario Médico Enciclopédico de Taber* como el "restablecimiento de un estado polarizado en un músculo o fibra nerviosa seguido de una contracción o conducción de un impulso nervioso") el 51.1 por ciento se restablecieron completamente. Además, dentro del grupo, los niveles de colesterol disminuyeron en un 48 por ciento y los niveles de triglicéridos en un 53 por ciento.

Estos resultados favorables conducen a los investigadores a la conclusión de que la terapia de ozono podría considerarse como un método eficaz para el tratamiento de la arteriosclerosis en la clínica[6].

Relativa a las extremidades

Un importante estudio de los efectos del ozono médico en enfermos de síntomas de arteriosclerosis en las extremidades fue realizado por el cirujano vienés Ottokar Rokitansky en un importante hospital de Viena. A principios de la década de 1980 evaluó a 232 pacientes cuyos síntomas entraban dentro de las tres o cuatro categorías de la enfermedad clasificadas por el especialista del corazón francés G. Fontaine:

Etapa I: cansancio rápido, agotamiento, sensación de frío
Etapa II: dolor(es) latente(s), cojera o flaccidez intermitente
Etapa III: dolor cuando se acuesta en la noche o al descansar
Etapa IV: gangrena

En la tercera y cuarta etapas, es a menudo necesaria la amputación de los dedos de la mano o los pies, o los miembros.

Los participantes en el estudio estaban divididos en dos grupos de similar edad y síntomas: en el primer grupo se añadió a la sangre de los pacientes una mezcla de oxígeno y ozono por medio de un inyección intraarterial. Además se aplicó gas de ozono dentro de una bolsa de plástico que rodeaba el miembro afectado (como se describe en el capítulo 2). El segundo grupo consistía en un grupo de control de 140 personas que recibieron la terapia tradicional de vasodilatadores, medicación destinada a abrir los vasos sanguíneos.

El Dr. Rokitansky reportó una marcada mejoría clínica por encima

Tabla 4.1 Casos de terapia comparados

Etapa	Número de personas		Marcada mejoría		Mejoría relativa		Deterioro o empeoramiento	
	1	2	1	2	1	2	1	2
II	105	73	80.0%	43.8%	11.4%	19.2%	8.5%	37.0%
III	72	43	70.8%	39.1%	19.4%	17.4%	9.7%	43.5%
IV	55	21	50.9%	28.6%	21.8%	19.0%	27.3%	54.0%

Fuente: Ottokar Rokitansky, "The Clinical Effects and Biochemistry of Ozone Therapy in Peripheral Arterial Coronary Disturbances", Medical Applications of Ozone, editado por Julius LaRaus (Norwalk, CT: The International Ozone Association, Pan American Committee, 1983), p.53.

de un 80 por ciento en los pacientes que estaban en la etapa II de la enfermedad y que recibieron la terapia de ozono, en comparación con el 44 por ciento de los que recibieron la terapia tradicional. Al final el 70 por ciento de los pacientes de la etapa III, tratados con ozono, mostraron una desaparición del dolor, en comparación con el 39 por ciento del grupo de control. Los pacientes de la etapa IV, que estaban todos hospitalizados, tuvieron un índice de curación en las úlceras y la gangrena de los tejidos blandos del 50 por ciento, lo cual redujo su estancia en el hospital; en contraste sólo se obtuvieron resultados similares en un 28.6 por ciento del grupo de control. La proporción de amputaciones de miembros superiores decreció del 15 al 10 por ciento para los pacientes de la etapa III y del 50 al 27 por ciento para los pacientes con gangrena (etapa IV) que recibieron ozono (tabla 4.1)[7].

En 1988 se realizó un estudio en el Instituto Nacional de Angiología y Cirugía Vascular de La Habana en sesenta pacientes que padecían arteriosclerosis grave. Los síntomas principales de estos sujetos eran circulación sanguínea bloqueada en las extremidades, sobre todo en los pies. Los pacientes se dividieron en dos grupos para que la edad y las características de los síntomas fueran similares. La mitad recibió diez sesiones diarias de autohemoterapia o inyecciones intraarteriales de oxígeno y ozono. El grupo de control recibió el tratamiento médico tradicional.

Al final de los diez días el 73.4 por ciento de los quince pacientes con arteriosclerosis menos grave tratados con ozono exhibieron una clara mejoría, mientras que la condición del 20 por ciento de los pacientes empeoró. En contraste el 40 por ciento de los pacientes del grupo de control mejoró mientras que el 53 por ciento empeoró. Los quince pacientes que sufrían de síntomas más graves (incluyendo dolor agudo, gangrena y úlcera isquémica) que fueron tratados con ozono mostraron buenos resultados. El sesenta por ciento experimentó una mejoría clínica, mientras que sólo el 26 por ciento del grupo de control de quince mejoró. Seis pacientes (el 40 por ciento) que recibieron ozono empeoraron en comparación con los once pacientes (el 73 por ciento) del grupo de control[8].

Defectos de corazón (con endocarditis infecciosa)

En el Centro Interregional de Cardiocirugía de Nizhny Novgorod en Rusia, fue realizado un estudio poco común con pacientes de cirugía de corazón cuyos casos se habían complicado con endocarditis, inflamación de la membrana que rodea el corazón. Cuando se presenta una endocarditis alrededor de un cuarto de los pacientes mueren de forma sistemática durante o después de la cirugía.

En el transcurso de las operaciones realizadas como parte del estudio, el corazón de los pacientes fue bañado con soluciones cardioplégicas ozonadas, las cuales están destinadas a detener el corazón. Estas soluciones fueron infusionadas con ozono antes de su aplicación. Una máquina de corazón a pulmón hacía circular la sangre (a la cual se añadió una mezcla de oxígeno y ozono) durante la operación.

Los resultados mostraron que la proporción de mortalidad procedente de complicaciones por endocarditis infecciosa disminuían de un 26.6 a sólo un 4.2 por ciento[9].

Hipercolesteremia (exceso de colesterol)

Algunas de las investigaciones más importantes en el campo de las terapias bio-oxidantes, particularmente en el área de las enfermedades de corazón y cáncer, se llevaron a cabo en en Centro Médico de la Universidad de Baylor, en Dallas, a principios de los 60. En uno de estos estudios el Dr. J.W.Finney y sus colegas estudiaron la capacidad del peróxido de hidrógeno de eliminar el colesterol y otras grasas de las arterias. Basaron su primera investigación en los estudios posmodernos sobre las arterias de los pacientes con cáncer que habían recibido peróxido de hidrógeno por vía arterial (como complemento a la terapia de radiación) durante un periodo de cuatro a seis semanas en las últimas etapas de su enfermedad. Estudiaron en comparación los vasos sanguíneos de un gurpo similar de pacientes con cáncer que no recibieron peróxido de hidrógeno.

Cuando se analizaron las muestras de vasos sanguíneos se encontró que los pacientes que recibieron peróxido de hidrógeno tenían aproximadamente un 50 por ciento de reducción total de los lípidos (grasas) en la zona en donde se había inyectado el peróxido de hidrógeno[10].

Un estudio del Centro de Investigación Médica y de Cirugía de La Habana, un cuarto de siglo después, implicaba a veintidos personas entre 46 y 72 años de edad que habían sufrido ataques de corazón. Todos los pacientes tenían un alto nivel de colesterol total así como de lipoproteínas de baja densidad, la forma más peligrosa del colesterol. El único tratamiento que se les dio durante el estudió consistió en quince sesiones de autohemoterapia con ozono.

Después de cinco tratamientos, los niveles de colesterol disminuyeron al 5.5 por ciento y al final del periodo de tratamiento de quince sesiones, los niveles de colesterol en la sangre cayeron en una proporción de un 9.7 por ciento. Los niveles de lipoproteínas de baja densidad decrecieron el 15.4 por ciento después de cinco sesiones de autohemoterapia y un 19.8 por ciento después de la seisón número quince.

Los investigadores concluyeron: "La terapia intravenosa a base de ozono tiene efectos beneficiosos sobre los lípidos de los pacientes que han sufrido de infarto de miocardio [ataque de corazón], acompañada de una estimulación eficaz del sistema de enzimas antioxidantes."[11]

Hipoxia

Otro de los estudios de Baylor descubrió que el peróxido de hidrógeno puede proporcionar oxígeno al corazón isquémico y anóxico, así como ayudar a normalizar las arritmias cardiacas e invertir el paro cardíaco.

El Dr. Harold C. Urschel Jr., quien está involucrado en muchas investigaciones de Baylor, expuso estos descubrimientos en la revista *Diseases of the Chest*:

> El peróxido de hidrógeno proporciona el oxígeno diliuido equivalente al que se encuentra en las soluciones de oxígeno a una presión atmosférica de 3-8 [por ejemplo, el oxígeno hiperbárico]. La administración de H_2O_2 no requiere del transporte a los pulmones. Se puede dar continuamente durante largos periodos de tiempo, se puede administrar por un solo médico sin necesidad de un equipamiento caro ni grandes equipos y evita los riesgos de compresión-descompresión, así como la posible toxicidad para el sistema nervioso central y pulmonar.[12]

Otro de los estudios de Baylor se enfoca en la capacidad del peróxido de hidrógeno de proteger el corazón durante los episodios isquémicos de los ataques del mismo. En un estudio realizado con cerdos, el Dr. Finney y sus colegas encontraron que las soluciones diluidas de peróxido de hidrógeno eran capaces de mantener en funcionamiento el corazón a pesar de un episodio isquémico. Los científicos han descubierto que después de añadir DMSO (sulfato dimetil) a una mezcla de peróxido de hidrógeno, la mezcla resultante "obtendrá mayor protección [para el corazón] que el agente por sí solo"[13]. Es interesante notar que los estudios de Baylor, que fueron administrados al principio por una gran compañía farmacéutica, han tenido un seguimiento clínico ínfimo o inexistente.

Se han obtenido resulatdos similares con el ozono. El Dr. S.P. Peretyagin del Instituto Médico de Nizhny Novgorod realizó un estudio clínico acerca de la capacidad del ozono de incrementar el flujo de oxígeno a través de los vasos sanguíneos[14]. Este aporte de oxígeno para el corazón y los pulmones es la razón por la que la terapia con ozono se lleva a cabo rutinariamente en muchos de los grandes hospitales cubanos en casos de emergencia y en las unidades de cuidado intensivo para pacientes que sufren de ataques o paros cardíacos. El ozono porporciona al corazón y los pulmones el oxígeno vital que necesitan, haciendo que la sangre fluya con más facilidad a través del sistema circulatorio.

Enfermedad cerebrovascular isquémica

La enfermedad cerebrovascular isquémica es un bloqueo del flujo sanguíneo hacia el cerebro, a menudo incapacita a los pacientes tanto mental como físicamente. Esta enfermedad es la causa principal de muerte entre los ancianos en la mayor parte de las naciones industrializadas del mundo.

El Complejo Geriátrico del Hospital Docente Clínico Quirúrgico Dr. Sálvador Allende de La Habana realizó un estudio concerniente a la capacidad del ozono de mejorar la salud de los ancianos que sufren de enfermedad cerebrovascular isquémica. Para este estudio se escogió a un grupo de 120 personas.

Se realizaron multitud de pruebas físiológicas, neurológicas (incluyendo CI y EEG), psicológicas y psicomotoras antes y después del tratamiento. Se dedicó atención especial a la condición mental de los pacientes, su habilidad para participar en actividades diarias, su capacidad de administrarse la propia medicación y la interacción social con sus amistades y familia. Más adelante se clasificaron los pacientes en tres grupos de acuerdo con sus síntomas: 48 (el 40 por ciento) estaban en una fase "aguda" de la enfermedad, 42 (el 35 por ciento) en una fase "antigua" y 30 (el 25 por ciento) estaban clasificados en la fase "crónica" de la enfermedad. El tratamiento consistió en quince sesiones de terapia de ozono administrada por vía rectal durante un periodo de tres semanas.

Los resultados fueron impresionantes. La condición mental de todos los pacientes en la fase aguda mejoró al final de la terapia, junto con un 91 por ciento de los que estaban en la fase antigua y el 67 por ciento de los que staban en la fase crónica. Igualmente, la condición física mejoró en todos los pacientes de la fase aguda, mientras que la mejora de los de la fase antigua fue de un 67 por ciento y un 47 por ciento de los de la fase crónica. Las pruebas posteriores a la terapia demostraron que la capacidad de los sujetos para participar en las situaciones diarias de la vida mejoró en todos los pacientes de la fase aguda, en el 95 por ciento en los de la fase antigua y en el 80 por ciento en los de la fase crónica.

Los investigadores concluyeron que:

1. La terapia de ozono, de la forma en que se aplicó, produjo un mejoramiento significativo en el grupo de pacientes de enfermedad cerebrovascular de tipo isquémico, siendo más efectiva cuanto antes se comience con ella.

2. El estado clínico inicial mejoró en el 88 por ciento de los pacientes tratados, obteniéndose mejores resultados en aquellos que estaban en la fase aguda.

3. En una evaluación multidimensional, todos los parámetros medidos mejoraron, especialmente los referentes a las actividades de la vida cotidiana.

4. No se reportó ninguna reacción adversa durante el tratamiento.[15]

Estos resultados condujeron a los investigadores del Hospital Dr. Salvador Allende a utilizar la terapia de ozono en todos los pacientes que entran en él para recibir tratamiento de la enfermedad cerebrovascular isquémica.

A pesar de la fabulosa promesa de curación que ofrecen las terapias bio-oxidantes a los pacientes que sufren del corazón y enfermedades circulatorias, se han llevado a cabo muy pocas investigaciones en Estados Unidos para estudiar el ozono y el peróxido de hidrógeno. Ni la Asociación Americana del Corazón, los Institutos Nacionales para la Salud, los Centros para el Control y Prevención de Enfermedades, ni ninguna otra organización de importancia de Estados Unidos han patrocinado estudios para evaluar las terapias bio-oxidantees en un amplio grupo de gente.

Igualmente, no se han realizado estudios para evaluar los efectos preventivos de un tratamiento regular a base de ozono o peróxido de hidrógeno entre personas que genéticamente puedan estar predispuestas a ataques de corazón o en induviduos que de alguna u otra manera estén en riesgo de tener enfermedades o paros cardíacos.

5

CÁNCER

El cáncer ha sido tratado con terapias de peróxido de hidrógeno y ozono durante décadas. Esta práctica está fundamentada en tres descubrimientos importantes.

El primero fue logrado por el Premio Nóbel Dr. Otto Warburg, director del Instituto de Fisiología Celular Max Planck de Berlín. Él confirmó (en una reunión de colegas laureados con el premio Nóbel, celebrada a orillas del lago Constanza, en Alemania, en 1966) que la precondición clave para el desarrollo del cáncer es una falta o carencia de oxígeno a nivel celular[1].

El segundo factor de importancia fue descubierto por otro Premio Nóbel, el Dr. James D. Watson, descubridor de la doble hélice del DNA. Encontró que "entre los agentes carcinógenos más eficaces conocidos en la actualidad están diversos virus"[2]. Por lo tanto, ya se sabía que existía un componente viral en el desarrollo del cáncer que no se había reconocido antes.

El tercer descubrimiento, que fue reportado en primer lugar por el Dr. Joaquim Varro de Alemania en 1974, reveló una intolerancia al peróxido de hidrógeno de las células tumorales, sugiriendo con ello que el ozono y el peróxido de hidrógeno pueden inducir a una inhibición metabólica en ciertos tipos de tumores cancerosos[3]. No fue confirmado mediante ninguna publicación en inglés hasta 1980 cuando el artículo del Dr. Frederick Sweet y sus colegas del periódico

Science presentaron pruebas de laboratorio que demostraban que el ozono inhibe de forma selectiva el crecimiento de las células cancerígenas[4].

Muchos años antes, uno de los científicos que ofreció apoyo tentativo al uso de las terapias bio-oxidantes en el tratamiento del cáncer fue el Dr. Boguslaw Lipinski, del Centro de Salud Cardiovascular de Boston y de la Escuela de Medicina de la Universidad Tufts:

> Los estudios clínicos preliminares indican que las terapias bio-oxidantes podrían producir resultados deseables en el tratamiento del cáncer... La exposición al ozono in vitro de la sangre de los pacientes y la consiguiente inyección es un procedimiento médico usado como tratamiento, con buenos resultados, para el cáncer en una clínica de Suiza [la famosa Roka Clinic] desde 1960... Aunque estos descubrimientos preliminares no constituyen una prueba por sí mismos, realmente sí alientan a los investigadores clínicos y a los médicos a que se intente esta modalidad poco ortodoxa pero aparentemente prometedora.[5]

A continuación examinaremos algunas de las pruebas clínicas y de laboratorio que conducen a apoyar la idea de que el ozono y el peróxido de hidrógeno pueden ayudar en el tratamiento del cáncer, ya sea por sí solos o como complemento a la terapia tradicional o alternativa del cáncer.

Estudios referentes al peróxido de hidrógeno

Las primeras investigaciones acerca del cáncer realizadas en el Centro Médico de la Universidad de Baylor en Dallas se comenzaron a principios de los años 60 gracias al Dr. J.W. Finney y sus socios. Uno de los primeros artículos que exponía sus descubrimientos fue publicado en el *Southern Medical Journal* en marzo de 1962 y hablaba del valor del peróxido de hidrógeno como complemento de la terapia de radiación para el tratamiento del cáncer. "El uso del peróxido de hidrógeno como fuente de oxígeno en un sistema de infusión regional intraarterial" reveló que las células cancerígenas se volvían más sensibles a la radiación gracias a la presencia de una tensión aumentada de oxígeno debida al peróxido de hidrógeno. Las fases I y II del estudio se referían a animales de laboratorio. En la fase III, se diluían las dosis de peróxido de hidrógeno en agua y se administraban por vía intraarterial a los pacientes que sufrían de diversos tipos de carcinomas. Los investigadores notaron un incremento en la oxigenación regional que los llevó a creer que existía "un mayor radio terapéutico" de los tumores malignos que recibían la radiación cuando se aumentaban los niveles de oxígeno en las zonas afectadas mediante el peróxido de hidrógeno[6].

Un estudio relativo al cáncer, realizado en la Universidad de Baylor (esta vez con tumores abdominales enormes e inoperables), se llevó a cabo usando el peróxido de hidrógeno por vía intraarterial y la radiación. Los investigadores querían ver si el peróxido de hidrógeno podía encoger los tumores y hacerlos aptos para la cirugía. Dos de tres pacientes experimentaron el encogimiento de los tumores y fueron operados con éxito para sacárselos. El tercer paciente no experimentó cambio alguno después de cuatro semanas y se envió a casa desahuciado. Sin embargo, para la sorpresa de todos, empezó a recuperarse a los pocos meses siguientes y el tumor empezó a encogerse considerablemente. Los doctores se lo sacaron más tarde sin ninguna complicación. En el artículo de la revista *Cancer*, los investigadores concluyeron:

> Aparentemente la extirpación del tumor pudo realizarse gracias a la dosis media preoperatoria de radiación asociada con la oxigenación regional mediante una infusión intraarterial de una solución de peróxido de hidrógeno dentro de la aorta abdominal. Los resultados de los otros dos pacientes con tumores intraabdominales se han resumido con la intención de hacer más útiles los procedimientos del peróxido de hidrógeno intraarterial. Los resultados justifican una investigación ulterior dentro de las mismas áreas.[7]

Otro de los primeros estudios relacionados con el valor del peróxido de hidrógeno como terapia complementaria para el cáncer fue dirigido en Japón en 1966 en la Escuela de Medicina de la Universidad Tottori. Quince pacientes que sufrían de cáncer maxilar (cáncer de la cavidad nasal y /o la mandíbula) recibieron peróxido de hidrógeno en infusiones intraarteriales durante diez días diariamente, seguidas de una inyección diaria de mitomicina C (Mutamycin), un antibiótico que muestra actividad antitumorífica. Un grupo de control de veintinueve personas recibieron sólo el agente anticancerígeno.

Más adelante se realizaron operaciones para extirpar y analizar los tumores. De los quince pacientes tratados con peróxido de hidrógeno y Mutamycin, ocho mostraron casi una completa desaparición del tumor, mientras que seis experimentaron una reducción parcial. Uno tuvo un cambio poco significativo. Los cambios implicaban también un encogimiento real del tumor o el ablandamiento de los tumores duros, descrito por los investigadores (de una forma que debe ser única para los médicos japoneses) como que tenían textura de tofu, o queso de soya. De los pacientes que recibieron la droga anticancerígena por sí sola, seis experimentaron una desaparición completa, veintiuno tuvieron una reducción parcial y dos no tuvieron ninguna respuesta.

En su resumen los investigadores escriben: "Se observó un aumento de la acción del agente anticancerígeno. También hemos probado clínicamente que este método [no] supuso peligro en ningún paciente."[8]

Los efectos antitumoríficos del peróxido de hidrógeno también los estudiaron el Dr. Carl F. Nathan y el Dr. Zanvil A. Cohn en la Universidad Rockefeller de la ciudad de Nueva York. En su informe, publicado por el *Journal of Experimental Medicine* en 1979, escribieron: "El peróxido de hidrógeno contribuye a la lisis [destrucción] de la células tumoríficas por las macrófagas [células inmunes que devoran a los patógenos y otros intrusos] y los granulocitos [glóbulos blancos que actúan como limpiadores para combatir la infección] in vitro." (En un estudio posterior en vivo, encontraron que 8 miligramos de peróxido de hidrógeno aniquilaban más del 90 por ciento de las células linfoma P338.)[9]

Al mismo tiempo su investigación les condujo a concluir que el peróxido de hidrógeno podía ejercer un "efecto antitumor directo en vivo y por lo tanto prolongar la supervivencia del huésped [el paciente]". Al igual que los japoneses añadieron que "el peróxido de hidrógeno podía sinergizar en vivo con ciertas drogas antitumoríficas de uso actual."[10]

En junio de 1989 se publicaron en *Cancer* los resultados de un estudio más reciente llevado a cabo en la Universidad de California en

Irvine sobre la capacidad del peróxido de hidrógeno para aniquilar las células cancerígenas asociadas con la enfermedad de Hodgkin. El Dr. Michael K. Samoszuk y sus colegas del Departamento de Patología tomaron suspensiones de células de veintitrés nodos linfáticos de pacientes vivos y las expusieron a bajas concentraciones de peróxido de hidrógeno. Encontraron que tenía lugar una considerable aniquilación de las células infectadas después de sólo quince minutos de incubación. Los investigadores observaron que "la peroxidasa en la enfermedad de Hodgkin sensibiliza las células cancerígenas a la muerte por bajos niveles de peróxido de hidrógeno" y concluían:

> La importancia de esta observación es que proporciona un motivo razonable para la investigación de nuevas modalidades terapéuticas destinadas específicamente a emitir cantidades citotóxicas de peróxido de hidrógeno para la enfermedad de Hodgkin.[11]

Investigaciones con ozono

Al igual que los estudios del peróxido de hidrógeno, la primera investigación del cáncer en Estados Unidos relacionada con la terapia de ozono se refería a animales de laboratorio. Uno de los primeros estudios preliminares norteamericanos sobre los efectos del ozono en los carcinomas mamarios fue reportado a principios de los 80 por los doctores Migdalia Arnan y Lee E. DeVries del Hospital Northern Dutchess en Rhinebeck, Nueva York. Se inyectó a los ratones con carcinomas mamarios con una mezcla de ozono y oxígeno, mientras que los demás ratones del grupo de control no recibieron ningún tratamiento. Los tumores del grupo que recibió ozono murieron. Sin embargo, los tejidos muertos de los tumores no fueron extirpados y por ello se creyó que se presentó una carga para los tejidos macrófagos que suprimió el sistema inmunológico de los ratones ozonados. No obstante el grupo de ratones que recibió ozono sobrevivió 30 o 48 días más que el resto del grupo de control[12].

También como en el caso del peróxido de hidrógeno, se cree que los efectos anticancerígenos del ozono médico están relacionados con su capacidad para inducir al despliegue corporal del factor de la necrosis del tumor, la cual está relacionada con la muerte de los tumores cancerígenos. En un artículo publicado en *Lymphokine and Cytokine Research* en 1991, los doctores Luana Paulesu, Enrico Luzzi y Velio Bocci del Departamento de Fisiología General de la Universidad de Siena en Italia hablaba sobre sus experimentos en la medición del factor de necrosis del tumor en la sangre ozonada. Encontraron que la mayoría de los factores de necrosis del tumor se disparaban inmediatamente después que tenía lugar la ozonación. Llamaron a su descubrimiento "novedoso e interesante" y pensaron que podrían explicar los efectos clínicos beneficiosos de la autohemoterapia que se había utilizado en Europa durante décadas. Los investigadores concluían: "Resulta de evidente importancia no sólo para el tratamiento de enfermedades virales sino también para los pacientes inmunodeprimidos o con tumores."[13]

Como ya mencionamos, la primera vez que se reportó la posible efectividad del ozono como tratamiento del cáncer para seres humanos fue en una revista científica importante, la revista *Science*, en 1980 por el Dr. Frederick Sweet y sus socios de la Escuela de Medicina de la Universidad de Washington en St. Louis. Usando estudios in vitro descubrieron que el crecimiento de células cancerígenas en seres humanos, en los pulmones, los senos y el útero fue inhibido selectivamente gracias a una dosis de ozono de 0.3 a 0.8 partes por millón durante un periodo de ocho días. La exposición al ozono de 0.8 partes por millón inhibió el crecimiento de células cancerígenas en más del 90 por ciento y controló el crecimiento a menos del 50 por ciento. También notaron que no hubo abstención del crecimiento de las células normales, lo cual pensaron que fue debido al hecho de que "las células cancerígenas tienen menos aptitud de compensar la carga oxidante del ozono que las células normales"[14].

Uno de los primeros informes sobre el éxito en el uso del ozono como terapia de los pacientes reales fue realizado por el cirujano alemán Joachim Varro en la Sexta Conferencia Mundial del Ozono en 1983. El Dr. Varro está considerado como uno de los pioneros en el uso del ozono médico para tratar el cáncer y su trabajo es admirado en todo el mundo.

El Dr. Varro cree que el cáncer no es resultado de una infección externa sino que tiene su origen dentro del mismo cuerpo:

El tumor maligno no es un cuerpo extraño como un virus o una bacteria sino una substancia del propio cuerpo, que consiste en células orgánicas que se comportan autónomamente como cuerpos extraños tan sólo por una información errónea en los impulsos de crecimiento. Se extraen a sí mismas de los principios de ordenación del organismo como unidad, por lo tanto, el tumor no es realmente la causa del caos metabólico sino que debería verse como el producto final de un desarrollo patofisiológico anterior equivocado.[15]

En este informe el Dr. Varro no proporciona datos estadísticos. Ya que muchos pacientes llegan a su consultorio como último recurso, muchos de ellos han sufrido anteriormente cirugías, quimioterapia y radiación. Por estas razones él cree que sería muy difícil documentar una evaluación estadística. No obstante, observó que la terapia de ozono había tenido efecto entre sus pacientes. Los pacientes tuvieron más apetito, más fortaleza, mayores índices de actividad física y una reducción del dolor. Ofreció su evaluación clínica de los pacientes que habían recibido la terapia de oxígeno-ozono:

1. Los efectos colaterales y secundarios de la cirugía y la radiación se pueden disminuir frecuentemente e incluso se pueden eliminar completamente [lo que previene el crecimiento y proliferación de las células].
2. Los pacientes no padecen metástasis y reincidencia de tumores durante grandes periodos de tiempo.
3. Se podía prolongar el tiempo de supervivencia excediendo con mucho los pronósticos dudosos usuales, incluso en casos inoperables, la resistencia a la radiación o intolerancia a la quimioterapia, y una mejor calidad de vida.
4. La mayoría de los pacientes que han sobrellevado la terapia de combinación poco después de la cirugía y la radiación, pudieron regresar a sus ocupaciones de tiempo completo.[16]

Terapias actuales

En el Hospital de Santa Mónica en Rosarito, Baja California Norte, México, fundado por Kurt W. Donsbach y tenido como el hospital más importante que proporciona tratamiento holístico para la salud del mundo, se usa con asiduidad la terapia de peróxido de hidrógeno intravenoso para el tratamiento del cáncer. Miles de pacientes de Estados Unidos y Canadá han llegado al hospital como último recurso cuando la terapia tradicional no ha obtenido resultados satisfactorios y muchos han logrado una recuperación total. En el libro *Wholistic Cancer Therapy*, del Dr. Donsbach, se dice lo siguiente acerca del uso terapéutico del peróxido de hidrogeno de grado alimenticio:

1. Las células cancerígenas son menos virulentas y pueden incluso destruirse gracias a la presencia de un alto nivel de oxígeno en el ambiente.
2. El peróxido de hidrógeno administrado mediante transfusión o vía oral tiene la capacidad de incrementar el oxígeno del ambiente de las células cancerígenas.
3. La evidencia clínica me ha convencido totalmente de que el uso del peróxido de hidrógeno es un complemento muy valioso en el tratamiento del cáncer.[17]

Además del peróxido de hidrógeno, el Dr. Donsbach utiliza terapia de vitaminas, minerales, hipertermia y otras modalidades naturales durante el curso del tratamiento de los pacientes. Cuando se administran dosis diarias de peróxido de hidrógeno intravenoso, se incluye sulfóxido dimetil, o DMSO, un solvente usado por los médicos principalmente para facilitar la absorción de medicamentos a través de la piel. El Dr. Donsbach encontró que el DMSO ayuda a mitigar la irritación que experimentan algunos pacientes con el peróxido de hidrógeno. Además cree que el DMSO es un tratamiento para el cáncer por derecho propio y lo acredita como capaz de retardar el crecimiento de bacterias, virus y hongos y reducir la inflamación. Él aplica infusiones diarias de peróxido de hidrógeno y DMSO a todos los pacientes mediante sus cursos de tratamiento en el hospital.

El Dr. Donsbach y sus socios también usan el ozono médico en el Hospital de Santa Mónica, aunque un poco menos que el peróxido de hidrógeno. En su libro *Oxygen-Peroxide-Ozone*, señala lo siguiente:

Los recientes avances en la fabricación y tecnología del ozono han provocado un gran interés por mi parte respecto al uso del ozono humidificado vía insuflación rectal. La metodología permite el repetir el tratamiento durante el día sin procedimientos invasivos como el requerido por la administración de una inyección intravenosa. Se introduce el supositorio y a continuación, durante treinta segundos, se inyecta en el recto un chorro de ozono humidificado que contiene alrededor de medio litro. No es nada doloroso y los informes que he observado indican que se puede lograr una mayor concentración de oxígeno en la corriente sanguínea mediante este método en lugar del de inyectar el ozono directamente en la vena. A nuestros pacientes les encanta porque casi siempre se tiene una sensación de bienestar inmediatamente después del tratamiento. Lo usamos más de tres veces al día en los pacientes críticos. Este método de tratamiento es único en cuanto a que evita los calambres intestinales que se originan inyectando ozono seco dentro del recto.[18]

Le pregunté al Dr. Donsbach si tenía estadísticas referentes al número de personas que se habían curado de cáncer en el Hospital Santa Mónica. Me contestó que las estadísticas son un factor ilusorio pero añadió:

Aproximadamente el 70 por ciento de los pacientes estaban vivos después de tres años de su primera visita a nuestras instalaciones. Algunos se han curado, otros están en remisión y otros se están muriendo lentamente. Sin embargo, muy pocos pacientes tenían más de varios meses de vida según el pronóstico de sus doctores cuando llegaron. Pero, ¿qué clase de estadísticas son estas? Vemos que un porcentaje significativo de nuestros pacientes se curan totalmente según lo documentado por los diagnósticos médicos normales.[19]

El Dr. Horst Kief suele usar la inmunoterapia autohomóloga (ITAH) para tratar diversos tipos de cáncer. Durante mi visita a su clínica en diciembre de 1993, observé a una mujer que recibió tratamiento para el cáncer de senos, que le había recurrido después del tratamiento médico tradicional. Mediante el uso de ITAH oral e inyecciones de ITAH, aplicadas alrededor de las zonas afectadas de los senos, la paciente experimentó una rápida remisión. El Dr. Jon Greenberg, antiguo socio del Dr. Kief, notificó que la remisión a largo plazo del índice de pacientes con cáncer tratados con ITAH en la Clínica Kief era del 60 por ciento, y otro 20 por ciento experimentaban una notable mejoría[20].

El 1988, el Dr. Kief estudió a treinta y un pacientes que sufrían de diversos males, incluyendo carcinomas, linfomas, sarcoma y tumor en el riñón. La mayoría recibió quimioterapia y radiación, sin éxito a largo plazo. Se les aplicó terapia ITAH diariamente durante cuatro meses.

Los resultados mostraron que después de dos semanas de terapia ITAH los niveles de gamma interferón se incrementaron del 700 al 900 por ciento. La gamma interferón es una proteína que se encuentra cuando las células se exponen a virus. Las células no infectadas expuestas al interferón están protegidas contra la infección viral. Por encima de todo, Kief observó una espectacular recuperación subjetiva en los pacientes, que incluía menos dolor en un 70 por ciento y un aumento de la vitalidad en el 90 por ciento de los pacientes a los que se aplicó ITAH[21].

Durante mi entrevista con el Dr. Kief, uno de los participantes de aquel estudio, un hombre de sesenta y dos años, llegó a la clínica para un examen de rutina. En 1988 se le diagnosticó inmunocitoma en la etapa IVb, un cáncer particularmente letal relacionado con los nodos linfáticos. Los oncólogos que le habían tratado no tenían ninguna esperanza en su recuperación. Después de once meses de ITAH el paciente experimentó una curación total, la cual continuó hasta que lo conocí cuatro años después[22].

Se espera que se puedan realizar más estudios clínicos con pacientes da cáncer tratados con ozono y peróxido de hidrógeno, pero no creo que suceda. Dada la naturaleza mortal del cáncer poca gente querrá someterse a un estudio doblemente a ciegas en el cual deberán descontinuar otra terapia que les podría salvar la vida. Además el valor de las terapias bio-oxidantes rara vez se confirma en pacientes que no hayan recibido antes otros tratamientos para el cáncer ya que la mayoría de los pacientes buscan la terapia con ozono o peróxido de hidrógeno después de que la quimioterapia, la radiación y la cirugía les han fallado.

A pesar de estas consideraciones existe un creciente número de pruebas clínicas y de laboratorio que demuestran que estas terapias son valiosas. Miles de pacientes europeos se están curando del cáncer gracias a la ozonoterapia, mientras que cientos de norte-americanos comienzan a saber lo valioso que es el peróxido de hidrógeno y el ozono, ya sean solos o como complemento de otras terapias.

Muchos de los famosos *spas* europeos usan el ozono como rutina dentro del tratamiento del balneario para los huéspedes (algo que se podría comparar con la afinación que le damos regularmente a nuestro coche) y algunos médicos europeos que tratan a pacientes con ozono también lo usan para sí mismos, aunque no estén enfermos. Estos ejemplos manifiestan el alto valor potencial del ozono y el peróxido de hidrógeno como terapias preventivas para el cáncer y otras muchas enfermedades. Un proyecto interesante sería estudiar a dos grupos de personas sanas que podrían estar genéticamente predispuestas al cáncer. Un grupo se sometería a terapias bio-oxidantes durante varios años y se llevaría el conteo de los casos de cáncer. Los resultados podrían ser de gran utilidad y podrían sostener la base para el protocolo acerca de la prevención del cáncer en los años venideros.

6

VIH/SIDA

El SIDA —síndrome de inmunodeficiencia adquirida— es tal vez la enfermedad más temida del planeta. Suele ser mortal, destruye lentamente el sistema inmunológico hasta que el paciente es vulnerable a una amplia variedad de enfermedades que raramente afectan a las personas normales. Estas enfermedades puedan afectar al cerebro, los pulmones, los ojos y otros órganos, como la neumonía neumocistis carinii y el sarcoma Karposi. Las personas con SIDA también pueden experimentar una pérdida de peso debilitante, diarrea, flojedad y depresión.

El SIDA es la enfermedad más controvertida de nuestro tiempo. Ya que principalmente afecta a los homosexuales, bisexuales y a los usuarios de drogas intravenosas, las críticas hacia la política gubernamental que reclamaban los sentimientos negativos de la sociedad hacia esos grupos, obligaron al gobierno a responder lentamente a la creciente epidemia. También existe mucha controversia relacionada con los métodos usados para tratar a la gente que padece del virus de inmunodeficiencia (VIH, el virus que se cree que causa el SIDA) y de SIDA.

El SIDA ha generado toda una "industria" relacionada con médicos, enfermeras, hospitales, compañías farmacéuticas, fabricantes de equipo médico, agencias gubernamentales, compañías de seguros, terapeutas alternativos, laboratorios de análisis, consejeros, grupos de

apoyo, redes de información, escritores, editores, investigadores, edu-
cadores y revistas. En la investigación, tratamiento, prevención y
educación sobre el SIDA se gastan miles de millones de dólares.

Los médicos, científicos y abogados que reclaman el uso del ozono
y el peróxido de hidrógeno pueden ser incluidos en este grupo en
expansión. Algunos están motivados por el altruismo y el deseo de
servir a la humanidad, mientras que otros sencillamente están interesados por el dinero. Para muchos proveedores de bienes y servicios a
los pacientes con SIDA, la epidemia se ha convertido en una avalancha
económica de proporciones gigantescas. Se estima que el gasto de
investigación del SIDA del Servicio Público para la Salud de Estados
Unidos fue de cerca de 1,500 millones de dólares anuales en 1994[1].
GlaxoWellcome, el fabricante de AZT, la medicina más usada para
detener la reproducción del VIH, vendió un valor de 379 millones de
dólares en medicina durante el año fiscal 1992-93[2]. Para muchos
médicos, hospitales y compañías de seguros relacionados con el SIDA,
esta enfermedad es una enorme fuente de beneficios e ingresos. Por
ello, la cuestión de encontrar un remedio barato no es la prioridad.

Se han desarrollado varios protocolos de tratamiento para combatir
la enfermedad basados principalmente en medicaciones destinadas a
detener la multiplicación del virus. Otras nuevas se están investigando
en todo el mundo. No obstante, la mayoría de las medicinas aprobadas
sólo han tenido un éxito parcial. Muchos pacientes no responden a
ellas, mientras que otros sufren de efectos colaterales adversos, como
anemia, pancreatitis y neuropatía. Y las consecuencias a largo plazo
de algunos de estos medicamentos todavía no se conoce.

Esto ha conducido a la gente infectada con el virus a explorar otras
vías de tratamiento, soliendo usar una combinación de una tradicional
y otra no tradicional. Esto incluye terapias como la acupuntura, acu-
presión, hierbas chinas y occidentales, ayurveda (una antigua tradición
curativa de la India a base de dieta y hierbas medicinales), la homeopatía, terapia quiropráctica y nutricional.

Las terapias bio-oxidantes son una de estas alternativas. El valor
potencial de las terapias de ozono y peróxido de hidrógeno para ayudar
a las personas con VIH y SIDA es enorme porque la evidencia de
laboratorio demuestra que el ozono y el peróxido de hidrógeno pueden

inhibir (si no matar) al virus que se cree que causa el SIDA. ¿Cómo ocurre esto?

La figura 6.1 describe el modelo químico del virus que está a punto de infectar una célula y muestra cómo el ozono puede afectar el proceso de infección. El virus se encapsula en una envoltura hecha de lípidos (grasas o sustancias parecidas a las grasas). Los diminutos bulbos de las puntas del virus se conocen como receptores. A través de esos receptores un virus se puede conectar y finalmente infectar a otras células. Mediante la aplicación del ozono o el peróxido de hidrógeno (recuérdese que cuando el ozono se mezcla con agua se convierte en peróxido de hidrógeno) tienen lugar rápidamente varios sucesos: las puntas del virus quedan inactivadas debido a la adición de ozono en la sangre lo cual cambia la estructura de los receptores. Aunque siguen vivos los virus no se pueden reunir con las células. Al mismo tiempo el ozono oxida la envoltura exterior de los virus. Sin ella no pueden sobrevivir.

Además de los efectos del peróxido de hidrógeno introducido desde fuera del cuerpo, las células amenazadas se defienden por sí mismas, de modo natural, produciendo su propio peróxido de hidrógeno. En algunos casos, especialmente cuando la célula está enferma, el peróxido de hidrógeno que ella produce ocasiona que se "queme" antes de reproducir el virus. En otros casos los peróxidos introducidos por el ozono añadido actúan de forma sinérgica con el peróxido de hidrógeno del interior de la célula destruyendo cualquier virus que haya penetrado en ella[3]. Dicho de una manera más sencilla: Si la célula está enferma desde el comienzo, es destruida por una combustión de peróxido de hidrógeno. Si es demasiado fuerte mata al virus y se vuelve todavía más fuerte debido al incremento de oxigenación. Como resultado el virus o se inactiva o se destruye.

Como poderosos inmuno-moduladores, el ozono y el peróxido de hidrógeno también pueden fortalecer el sistema inmunológico comprometido. Pueden ayudar a defenderse de las infecciones oportunistas y capacitar a las personas enfermas a conseguir una vida más larga, activa y productiva. Aunque las terapias bio-oxidantes no deben considerarse una cura para el SIDA, pueden abrir la posibilidad de una curación a largo plazo, especialmente cuando se usan en combinación

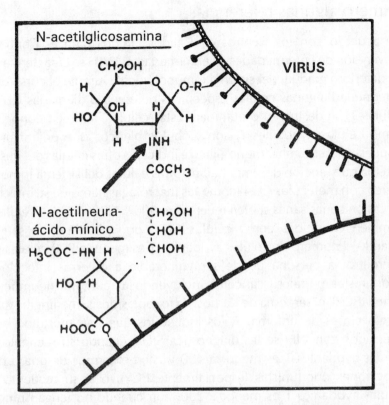

Figura 6.1. *Modelo químico de un virus y su encuentro con el ozono. De Siegfried Rilling y Renate Viebahn,* The Use of Ozone in Medicine *(Heidelberg: Haug Publishers, 1987), p. 43. Reimpreso por cortesía del Dr. Siegfried Rilling y Haug Publishers.*

sinérgica con otras terapias inmunofortalecedoras. Se están realizando investigaciones para delinear tales combinaciones, incluyendo el ozono y/o el peróxido de hidrógeno y el alfa-interferón oral, la vacuna de estafilococos, lentinan (extracto de hongo shiitake) y las hierbas chinas. Los lectores interesados en los datos referentes a estas combinaciones pueden contactar con una organización llamada Keep Hope Alive [Mantener la Esperanza Viva] (véase organizaciones norteamericanas en la sección de guía de recursos al final del libro).

Primero algunas referencias

De acuerdo con los Centros de Estados Unidos para el Control y Prevención de Enfermedades, la enfermedad del VIH se caracteriza por un deterioro gradual del sistema inmunológico. Durante el curso de la enfermedad algunas células específicas del cuerpo (llamadas CD4 + células-T) se destruyen o eliminan. Estas células, también conocidas como células ayudantes-T, son glóbulos blancos que organizan la respuesta del sistema inmunológico e indican a otras células del mismo sistema qué función desempeñarán. Otras células del sistema inmunológico con moléculas CD4 (como las macrófagas) también se infectan.

Las personas sanas suelen tener entre 800 y 1,200 CD4 + células-T (también conocidas como células CD4) por microlitro de sangre. Cuando el número de células ayudantes-T es menor a 200 células por microlitro la persona puede ser vulnerable a diversas infecciones oportunistas mortales y cánceres, incluyendo la neumonía neumocistis carinii (PCP), el sarcoma de Karposi, la toxoplasmosis, meningitis y una o más clases de linfoma. A los individuos que han mostrado estar infectados con VIH se les diagnostica SIDA cuando su recuento de células ayudantes-T es menor a 400 y caen enfermos de una o más infecciones oportunistas (especialmente PCP), o si su recuento de células ayudantes-T es menor a 200, aun cuando no tengan ningún síntoma de enfermedad[4].

La Organización Mundial de la Salud (OMS) estima que aproximadamente tres millones de personas de todo el mundo han desarrollado el SIDA a mediados de 1993, aparte de los aproximadamente cuatro millones que estaban infectados con el VIH. De acuerdo con las estimaciones de la OMS, entre treinta y cuarenta millones de personas estarán infectadas con el VIH en el año 2000. Se cree que por lo menos un millón de personas se infectarán en Estados Unidos a finales de 1993. En septiembre del mismo año los Centros para el Control y Prevención de Enfermedades informaron que se habían diagnosticado 331,845 casos de SIDA[5]. La cifra de infección es un problema muy grave en América Latina, sobre todo en México, Brasil, Colombia, Puerto Rico y República Dominicana.

El virus de inmunodeficiencia humana se aisló por primera vez en el laboratorio en 1983 y al año siguiente se determinó que era la causa del SIDA porque se le encontró presente en la sangre que padecía de esa enfermedad. Desde que el VIH se encontró en la sangre, el semen y otros fluidos corporales, los científicos establecieron que las principales vías de transmisión eran el intercambio sexual, la compartición de agujas entre drogadictos y las transfusiones de sangre infectada de VIH.

Dada la enorme amenaza de esta enfermedad varias compañías farmacéuticas aumentaron sus esfuerzos por desarrollar medicamentos caros que pudieran detener la multiplicación del virus, si no matarlo definitivamente. Se centró la atención en el proceso de transcripción en reversa, en el cual la única enzima del virus (conocida como transcriptasa reversa) convierte el RNA de un solo cabo en DNA después de que el virus ha entrado en la célula. Esto es lo que hace que el virus se multiplique y explica por qué se clasifica como *retrovirus*. Como ya se ha dicho las tres drogas desarrolladas para este propósito en Estados Unidos son zidovudine o azidothymidine (AZT), dianosine (ddI) y zalcitabine (ddC). Las tres son muy controvertidas. Varios estudios clínicos han puesto en duda su efectividad. Son muy caros y pueden producir efectos secundarios.

Es importante recordar que la presencia de VIH no significa que el individuo enferme irremediablemente de SIDA. Cuando el SIDA se convirtió en el tema principal de la salud pública a principios de los años 80, las autoridades declararon que las personas infectadas desarrollarían el SIDA en un plazo de entre 18 meses y tres años. Este plazo de tiempo se ha incrementado a diez años o más. Además los análisis de sangre para detectar el VIH no miden la cantidad de virus existente en la sangre: cuando un persona resulta VIH positiva significa que el sistema inmunológico de esa persona ha producido anticuerpos para contrarrestar el virus. Aunque esto puede indicar que la persona es vulnerable a la multiplicación del virus, también puede significar que el sistema inmunológico de la persona ha sido capaz de combatirlo y acabar con él.

Aunque pocas personas estarán en desacuerdo con afirmar que el SIDA destruye el sistema inmunológico del cuerpo, cada vez más investigadores, médicos y pacientes han abordado el tema con la teoría de "una causa" para el SIDA y los tratamientos establecidos. Esto es importante para nuestra discusión porque las terapias bio-oxidantes actúan contra la enfermedad en varias formas diferentes. Tal vez el crítico más conocido es el Dr. Peter Duisberg, profesor de biología molecular de la Universidad de California en Berkeley. Considerado como la principal autoridad en el campo de los retrovirus, él refutó la hipótesis original sobre el VIH/SIDA en *Proceedings of the New York Academy of Sciences* en 1989[6].

En la conferencia de Amsterdam, en mayo de 1992, el Dr. Duisberg se reunió con cientos de científicos, médicos, practicantes de medicina alternativa, activistas del SIDA y pacientes (incluyendo sobrevivientes a largo plazo) para discutir la definición y política del SIDA, cómo infecta el cuerpo el VIH y cómo se puede tratar la enfermedad con recursos alternativos. Según el informe de la conferencia en la gaceta del consumidor *Health Facts*, los factores causantes más considerados fueron los siguientes:

> Enfermedades de transmisión sexual y su tratamiento, uso de drogas intravenosas, particularmente los "poppers", que son inhaladores de nitritos para aumentar el orgasmo y aminorar el dolor en prácticas sexuales violentas y repetidas para el sujeto pasivo, uso crónico de altas dosis de antibióticos y otros medicamentos con receta, contaminación mediante transfusiones de sangre y enfermedades virales y bacteriales múltiples (por ejemplo: hepatitis y parásitos).[7]

Se enfocó la atención en la posibilidad de que la persona *ya esté* inmunodeprimida y que el virus VIH, si es que es el único factor, tan solo tome ventaja de un sistema inmunológico previamente comprometido en vez de que sea la verdadera causa de ello. Otros, como Michael Ellner de la organización alternativa para el SIDA HEAL (Health Education AIDS Liaison), toman "el SIDA como una situación de toxicidad en vez de una enfermedad viral; es una interrupción de la función inmunológica debida a toxinas de larga duración."[8] Este punto de vista también me lo propusieron durante una reciente entrevista con la Dra. Juliane Sacher, de Frankfurt, que es una de las doctoras que lleva más tiempo tratando el SIDA con ozono en Alemania. Ella pone un énfasis especial en los efectos combinados del aire contaminado (especialmente en las grandes ciudades), el creciente número de pesticidas de los alimentos que consumimos, el uso general de los antibióticos y otras medicinas inmunosupresoras, el uso generalizado de drogas, el consumo de alimentos altamente procesados y desvitalizados y la diversidad de carencias de vitaminas y minerales que suceden como resultado de todo ello. Por esta razón ella cree que se debe hacer hincapié en la construcción del sistema inmunológico de la persona además de favorecer que el paciente se vuelva (y permanezca) lo más libre de toxinas que se pueda[9].

Aunque voy a citar pruebas de laboratorio para demostrar que el ozono es capaz de desactivar el virus de inmunodeficiencia humano (y que algunas personas que antes eran VIH-positivas se volvieron VIH-negativas), reitero que ni el ozono ni el peróxido de hidrógeno son la cura del SIDA. No obstante, si se aplican correctamente, pueden jugar un papel importante dentro de un tratamiento holístico. Esta perspectiva fue expresada de forma sucinta en una comunicación con el Dr. Frank Shallenberger, de Nevada, que ha tratado a pacientes de VIH con ozono y otras terapias naturales:

1. La terapia con ozono *no cura* el SIDA —nunca lo ha hecho y probablemente nunca lo hará.
2. El SIDA tiene causas multifacéticas y *no es* una enfermedad infecciosa. La terapia para el SIDA *no funcionará nunca* si sólo se afronta con el protocolo anti-infeccioso.
3. La terapia de ozono funciona en el SIDA actuando como modulador del sistema inmunológico. En esto es muy eficaz, segura, económica y fácilmente asequible.
4. La terapia apropiada para el SIDA se dirigirá a:
   • una intervención temprana (por ejemplo: recuento de CD4 menor a 300)
   • terapia de ozono además de otras terapias sinergísticas de aumento de la actividad inmunológica
   • la limpieza intestinal es de principal importancia debido a los aspectos inmuno-depresores de los parásitos.[10]

En las siguientes páginas exploraremos los descubrimientos clínicos y de laboratorio relacionados con el VIH, y las formas en que se usan el ozono y el peróxido de hidrógeno en los pacientes actuales.

Estudios in vitro

Eminentes científicos han llevado a cabo estudios in vitro para evaluar la capacidad del ozono para eliminar el virus de inmunodeficiencia humano, en Estados Unidos, Rusia y Canadá.

Los primeros investigadores del mundo en demostrar que el ozono puede desactivar el virus de inmunodeficiencia humano (VIH) fueron el Dr. Michael T. F. Carpendale (antiguo Jefe de medicina y servicios de investigación en el Hospital de la Administración de Veteranos de San Francisco y profesor en la Escuela de medicina de la Universidad de California en San Francisco) y su socio el Dr. Joel K. Freeberg del Hospital de la Administración de Veteranos. El primero presentó sus descubrimientos en la Cuarta Conferencia del SIDA en Estocolmo en 1988 y más adelante publicó su informe en la revista especializada *Antiviral Research*. Carpendale y Freeberg demostraron se podía desactivar en un 99 por ciento que el VIH con tan sólo 0.5 microgramos de ozono por ml en el serum humano, y completamente mediante una concentración de 4 microgramos de ozono por ml en el serum humano. Estas concentraciones de ozono no ocasionan ningún daño a la salud de las células[11].

El 1 de octubre de 1991 se mencionó en la revista médica *Blood* otro estudio in vitro, apoyado en parte por el Servicio de Estados Unidos para la Salud Pública y la Medicina Internacional, fabricante de un sistema patentado de emisión de ozono médico. Usando el ozono generado del oxígeno de grado médico e introduciéndolo en una célula media cultivada de VIH-1, un equipo de cuatro científicos del Centro de Ciencias para la Salud SUNY en Siracusa, el Hospital Brooklyn y Merck Farmacéutica encontraron que el ozono desactivaba completamente al virus sin ocasionar un daño biológico significativo en las células no infectadas. Al evaluar sus descubrimientos acerca del VIH, los investigadores concluyeron:

> Los datos indican que los efectos antivirales del ozono incluyen la destrucción de la partícula viral, desactivación de la transcriptasa reversa y/o disminución de la capacidad del virus para unir su receptor a células vulnerables.[12]

En Rusia, los científicos del Instituto de Virología de Moscú también usaron una concentración de 4 microgramos/ml de ozono en un cultivo infectado que contenía el virus de inmunodeficiencia humano. Al cabo de unos minutos las células del virus se descompusieron y murieron. Los investigadores observaron que " se logra una completa desactivación del las células extra del virus poniendo ozono gaseoso en el [líquido] contenedor del virus."[13].

En el capítulo 2 se hizo una pequeña referencia a un importante estudio de Canadá el cual fue coordinado por el cirujano general de las Fuerzas Armadas de Canadá, para determinar la capacidad del ozono para eliminar el VIH, la hepatitis y los virus del herpes en la sangre que se utiliza para las transfusiones. Después de ozonar durante tres minutos el serum inoculado con un millón de partículas de VIH-1 por mililitro, se consiguió una desactivación del 100 por ciento del virus[14]. Refiriéndose a este estudio durante una entrevista de un video documental , titulado "El ozono y la política de la medicina", el comandante Michael E. Shannon, un científico y doctor en medicina del Departamento de la Defensa Nacional de Canadá dice: "Estamos tratando no con concentraciones que son tóxicas para los seres humanos, sino (en realidad) con concentraciones de ozono que se han utilizado en clínicas de Alemania durante los últimos treinta años con miles de pacientes sin evidencia de daño alguno."[15]

A pesar de la importancia de estos resultados (que indican que la ozonación de la sangre podría librarla del virus VIH, así como del herpes, la hepatitis y otros), los descubrimientos canadienses no han tenido casi ningún eco en la prensa general.

Experiencia clínica

Alemania

El Dr. Horst Kiev, que tal vez es más conocido por su trabajo en el tratamiento de pacientes con cáncer y neurodermatitis, y en el desarrollo del ITAH, se tiene por el primer médico del mundo que trató a los pacientes de SIDA con "lavados de sangre" de ozono hiperbárico a principios de la década de 1980. Su protocolo habitual consistía en una sesión de autohemoterapia una vez a la semana durante tres meses, que podía repetirse si era necesario.

En una monografía, publicada en la revista médica alemana *Erfahrungheilkunde* en julio de 1988, el Dr. Kief escribe que los primeros pacientes experimentaron un alivio casi completo de varios de los síntomas asociados con el SIDA, incluyendo el afta y la leucoplasia oral. Además se incrementó bastante el número de células T4 así como la proporción T4:T8 en un periodo de sesenta y cinco días[16]. En la entrevista mostrada en el video "El ozono y la política de la medicina", el Dr. Kief dijo que un seguimiento de diecisiete años a sus primeros pacientes reveló que aún estaban vivos, trabajando y "pasándola muy bien"[17].

Sin embargo, los primeros casos documentados de uso de ozono para tratar el SIDA fueron publicados por el médico alemán Alexander Pruess en 1986. En su trabajo con cuatro pacientes el Dr. Pruess usó el ozono en combinación con Suramin (un inhibidor de la transcriptasa reversa), terapia inmunomoduladora, complementos alimenticios de vitaminas y minerales e higienización de la flora intestinal (bacterias presentes en los intestinos). Decidió usar el ozono porque:

> Como es sabido que la enfermedad verdadera del SIDA consiste en una combinación de infecciones virales, por hongos y bacteriológicas, busqué una sustancia que fuera viricida, fungicida y bactericida al mismo tiempo. El ozono era la opción más evidente...

El Dr. Pruess notó inmediatamente una mejoría en los cuatro pacientes, incluyendo la eliminación de las enfermedades de la piel relacionados con el VIH, infecciones por hongos, problemas gastrointestinales y falta de energía. En un año de tratamiento todos los sujetos fueron considerados clínicamente sanos[18].

En una monografía publicada en 1993, el Dr. Kief escribe acerca de un estudio que compara a treinta pacientes de la clínica de Kief a los que se les administró ozono en la forma de ITAH y a veinte pacientes de la Escuela de Medicina de la Universidad de Frankfurt que recibieron el tratamiento convencional, incluyendo AZT. Los pacientes del Dr. Kief fueron observados durante 251 días mientras que los pacientes de Frankfurt fueron observados durante 363 días. La proporción de

T4:T8 ascendió de 0.324 a 0.352 entre los pacientes de Kief mientras que se redujo de 0.293 a 223 entre los de Frankfurt.

En una estudio similar de veintisiete pacientes de SIDA que recibieron ITAH, el porcentaje de supervivientes después de 18 meses fue del 80 por ciento y el porcentaje de sobrevivientes después de cuarenta y cinco meses era del 70 por ciento. Esto representa un porcentaje mucho más alto que el de los pacientes que reciben la terapia médica convencional en cualquier parte del mundo[19].

Aunque estos números sean alentadores, el Dr. Kief ya no usa la ITAH para tratar a las personas que padecen de SIDA. En 1992 las autoridades de la salud de Alemania le ordenaron crear y mantener un laboratorio separado (y de alta seguridad) para realizar las terapias ITAH para sus pacientes con SIDA y VIH. Ya que el costo para construir una instalación nueva y de alta seguridad era prohibitivo, el Dr. Kief decidió dejar de utilizar ITAH y su práctica relativa al SIDA/VIH actualmente se limita a tratar a los pacientes con autohemoterapia mayor.

Estados Unidos

En Estados Unidos el Dr. Michael T. Carpendale y el Dr. John Griffiss, del Departamento del Laboratorio de Medicina de la Escuela de Medicina de la Universidad de California en San Francisco, desarrollaron estudios piloto a finales de la década de 1980, para averiguar si existe algún papel que pueda desempeñar el ozono en el tratamiento del VIH e infecciones asociadas.

En un estudio que utilizó a dos personas asintomáticas infectadas con VIH, uno (conocido como el paciente G) empezó con un recuento de células-T de 309, mientras que el otro (el paciente I) empezó con 907. El tratamiento consistió en dosis de ozono y peróxido de hidrógeno vía rectal, diariamente, durante veintiún días, una vez cada tres días durante dieciséis semanas y una vez por semana durante quince, un total de setenta y tres tratamientos durante un periodo de treinta y cuatro semanas. En los dos años siguientes los sujetos se trataron a sí mismos con una "dosis estimulante" de tres semanas que repetían de vez en cuando, tal como se ve en la figura 6.2.

Los investigadores informaron que los niveles de células-T perma-

necieron aceptables (por ejemplo: por encima de 430) en los seis años
siguientes y ambos individuos "permanecieron en el mejor estado de
salud con una sensación cada vez mayor de bienestar y energía
mientras que tuvieron la terapia de ozono, y sin infecciones ni síntomas
adversos de enfermedad en los siguientes cinco años". Para entonces
el paciente I, que empezó el estudio con un nivel más alto de células-T
no sólo había alcanzado un recuento de células-T de 1,185, sino que
además resultó VIH negativo en los análisis. Sin embargo, en los
primeros tres meses del sexto año el paciente G murió repentinamente
de neumonía (no la neumonía PCP asociada con el SIDA) después de
empaparse bajo una tormenta cuando se estaba curando una gripe.
Cuando murió el paciente G era todavía VIH positivo aunque había
mantenido un recuento de células-T entre 500 y 700.

En su informe, que fue publicado en *Ozono in Medicine: Proceedings of the Eleventh Ozone World Congress*, los investigadores concluyeron:

> Estos resultados apoyan la hipótesis de que el ozono puede ser efectivo
> para suprimir y posiblemente eliminar el VIH, especialmente en las
> etapas de la enfermedad en que el paciente es asintomático y tiene un
> recuento de células CD4 dentro del rango normal. También indica su
> utilidad potencial para un autotratamiento profiláctico a largo plazo. [20]

En otro estudio relacionado, que fue publicado en *Journal of Clinical
Gastroenterology*, el Dr. Carpendale y sus socios trataron a cinco
pacientes con SIDA, que padecían de diarrea crónica, con insuflaciones colónicas diarias de ozono (en dosis de 2.7 a 30 mg) durante
veintiún o veintiocho días. Al final del estudio tres de los cuatro
pacientes estaban completamente curados de sus síntomas, mientras
que uno, cuya diarrea era resultado del parásito criptosporidium, no
experimentó ningún cambio. También se notificó el alivio de infecciones secundarias que incluían el herpes simple, foliculitis y sicosis
barbae. Los pacientes tuvieron menos toxicidad, menos incomodidad
y más energía que antes de tratarse con ozono. No hubo efectos
secundarios[21].

El Dr. Carpendale estaba tan alentado por los resultados de estos
estudios que intentó conseguir un patrocinio gubernamental para

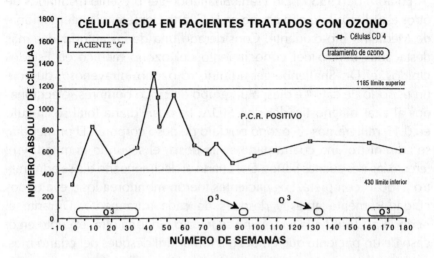

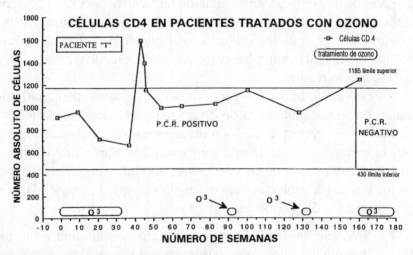

Figura 6.2. Recuento absoluto de células CD4 ("T") en pacientes con VIH+ tratados con ozono contra el tiempo. De los doctores Michael T. Carpendale y John Griffiss, "Is There a Role for medical ozone in the Treatment of HIV and Associated Infections?" en Ozone in Medicine: Proceedings of the Eleventh Ozone World Congress (Stanford, Conn., International Ozone Association, Pan American Committee, 1993) pp. M-1-39-40.

realizar otros incluyendo a más personas. No consiguió llevarlo a cabo.

En abril de 1993 el Dr. Frank Shallenberger presentó resultados de otros estudios piloto con ozono en la Cuarta Conferencia Internacional de Medicina Bio-oxidante. Considerado una de las autoridades más destacadas dentro del conocimiento del ozono médico en Estados Unidos, el Dr. Shallenberger administró ozono intravenoso, durante un periodo de catorce días, a un grupo de cinco hombres seleccionados al azar diagnosticados con SIDA. La dosis diaria total se calculó en 0.15 miligramos de ozono por kilo de peso corporal. El primer día, se administró una cuarta parte de la dosis, el segundo la mitad, y el tercero las tres cuartas partes. Del cuarto al decimocuarto día se administró la dosis completa. Los pacientes fueron monitoreados y evaluados cuidadosamente antes y después de cada tratamiento. Durante el periodo posterior a la terapia no se les dio ninguna otra, excepto en el caso de un paciente que empezó a tomar ddI después del cuarto mes.

Antes de que empezaran los tratamientos con ozono, cada paciente participó en un protocolo holístico que incluía un programa nutricional de alimentos integrales, meditación y respiración profunda, masajes del drenaje linfático, complementos nutritivos, prácticas de sexo seguras y ejercicio regular.

Aunque el Dr. Shallenberger consideró el ejemplo demasiado pequeño para ser significativo desde un punto de vista estadístico, los resultados incluyeron un periodo de al menos seis meses de supervivencia general, un incremento inmediato del número de células-T, alivio de los síntomas de las infecciones oportunistas entre la mayoría de los pacientes y niveles superiores de energía. Las observaciones clínicas del Dr. Shallenberger son estas:

1. S.W. (de 34 años): Sarcoma de Karposi difundido en la piel durante dos años, remitió durante seis meses antes de volver a presentarse las lesiones. Continúa en buen estado de salud.

2. S.S. (de 27 años): Diarrea crónica (criptosporidium), fatiga crónica y pérdida de peso mayor del 20 por ciento. Todos los síntomas desaparecieron en un plazo de dos meses y el paciente siguió con buena salud una año después. El recuento de CD4 permaneció en 7.

3. R.J. (de 34 años): Afta oral, fatiga y linfadenopatía leve [inflamación de los nodos linfáticos. El afta desapareció durante seis meses. La fatiga remitió completamente. La linfadenopatía no progresó y el paciente permanece en buen estado de salud un año después.

4. T.B. (de 32 años): Leucoplasia del cuero cabelludo y linfadenopatía leve. Ninguno de los dos síntomas cambió. Permanece en buen estado de salud un año después.

5. M.P. (de 41 años): Neuro-leucodistrofia. Necesita asistencia para caminar, tiene incontinencia urinaria e impotencia. Dentro de un plazo de una semana de tratamiento la incontinencia y el modo de caminar mejoraron considerablemente. Un mes después caminaba fácilmente sin ayuda y no tenía incontinencia. El MRI permaneció estable no demostrando ningún progreso o lesiones, así está el paciente en un intervalo de diez meses.[22]

Los descubrimientos del Dr. Shallenberger apoyan la teoría de que la ozonoterapia puede tener efectos positivos a largo plazo en los pacientes con SIDA. Aunque no se trata de una cura, la ozonoterapia puede jugar un papel importante a la hora de mejorar la calidad de vida de las personas que padecen el SIDA. Poco después de que se dieran a conocer los resultados del estudio del Dr. Shallenberger las autoridades del Estado de Nevada intentaron interrumpir su práctica médica.

El Dr. John C. Pittman de Carolina del Norte también ha presentado resultados positivos de las terapias bio-oxidantes. Habiendo trabajado ampliamente en el campo de los pacientes con VIH y SIDA durante varios años, sus tratamientos holísticos, que incluían el ozono y el peróxido de hidrógeno, han ayudado a muchos pacientes a volverse VIH negativos. Además comenzó a reunir datos referentes a pacientes infectados que recibieron terapias bio-oxidantes en el resto de Estados Unidos.

Uno de esos pacientes fue un hombre de treinta y cuatro años al que nos referiremos como D.M. que fue diagnosticado VIH positivo en marzo de 1991 y tenía un recuento de 600 células-T, considerado en un rango inferior al normal. En abril de 1991 empezó a recibir autohemoterapia una vez al día durante diez, junto con peróxido de hidrógeno intravenoso y vitaminas por vía intravenosa también, incluyendo grandes cantidades de vitamina C. En julio repitió el tratamiento de treinta días con ozono, peróxido de hidrógeno, vitaminas y compuestos antivirales, así como terapia nutricional destinada a ayudar a la limpieza intestinal y a la desintoxicación metabólica. Durante las primeras dos semanas de terapia, D.M. experimentó fiebre y una caída en el nivel de sus células-T a 400, que el Dr. Pittman atribuyó a la muerte de partículas de virus y linfocitos infectados. Los siguientes treinta días de tratamiento D.M. notificó que los nodos linfáticos del cuello e inguinales inflamados se habían vuelto más pequeños. Los análisis del laboratorio mostraron que el recuento de células CD4 + T ascendió a 900.

D.M. continuó recibiendo tratamientos ocasionales con ozono y vitamina C y en noviembre de 1992 su recuento de células-T había alcanzado los 1,400 y sus nodos linfáticos habían regresado a su tamaño normal. Aunque D.M. todavía era VIH positivo, no había signos de actividad viral según el test de antígenos P24[23]. Un antígeno es una sustancia que induce la formación de anticuerpos.

Después de que al Dr. Pittman le ordenaran detener sus terapias bio-oxidantes a riesgo de que se le negara el ejercicio de la profesión por las autoridades médicas en 1993, decidió establecer una clínica para el SIDA en Haiti. Cuando en 1994 se aprobó el Acta para las Prácticas de Medicina Alternativa de Carolina del Norte le aconsejaron que regresara allá, en donde practica actualmente las terapias de ozono sobre bases experimentales.

Como el del Dr. Shallenberger, el protocolo de tratamiento del Dr. Pittman se enfoca de una manera holística. Recomienda el uso de ozono intravenoso, peróxido de hidrógeno intravenoso, vitamina C intravenosa, administración intravenosa de EDTA, un aminoácido sintético, oxigenación externa (baños de ozono y peróxido de hidrógeno), oxígeno hiperbárico, desintoxicación metabólica e intestinal, dieta alimenticia a base de crudos y alimentos vivos, complementos alimenticios y ejercicio[24]. Examinaremos con más detalle el protocolo del Dr. Pittman más adelante.

Canadá

Animado por los estudios de sangre in vitro realizados por las Fuerzas Armadas de Canadá, el gobierno decidió patrocinar un estudio de pacientes con SIDA reales. Coordinado por el comandante Michael E. Shannon, doctor en medicina, en colaboración con el Dr. Michael O'Shaughnessy, virólogo del laboratorio del Centro para el Control de Enfermedades de Ottawa, el estudio utilizó a veinticuatro voluntarios que padecían SIDA en dos fases empleando autohemoterapia menor. La fase I del estudio, que trataba con diez pacientes, demostró un incremento de las células-T entre los que tenían 300 o más al comienzo, mientras que los que tenían 90 células-T o menos experimentaron una disminución[25]. Se comenzó entonces un estudio aleatorio dentro de la fase II con catorce pacientes, la mitad recibieron tratamiento y la otra mitad placebo. Sin embargo, los resultados no fueron concluyentes porque el generador de ozono que se utilizó en el estudio no pudo producir ozono. Ya que el estudio era doblemente a ciegas nadie supo de la falla hasta que fue demasiado tarde.

No obstante, en una comunicación personal que tuve con el comandante Shannon en enero de 1994 me escribió lo siguiente:

> A pesar de todo es interesante saber que los tres pacientes (aparte de los diez voluntarios) que respondieron a la autohemoterapia menor en la *primera fase* están todavía vivos después de cuatro años post-tratamiento, con recuentos de CD4 por encima de los 200. Teóricamente estos pacientes deberían haber perecido por SIDA en un plazo de un año posterior al tratamiento.[26]

El comandante Shannon añadió que aunque aquellos resultados iniciales debían tener alguna explicación, para la Sección de Protección de la Salud y el Bienestar de Canadá eran de muy poco interés.

En el momento de escribir este libro no se han realizado estudios a gran escala sobre la capacidad del ozono para tratar el SIDA. Medizone International, que tiene la patente de un sistema único de emisión de ozono médico, está involucrada en la fase II de una prueba clínica múltiple en Italia que utiliza autohemoterapia mayor, mientras que fundaciones de investigación independientes están patrocinando dos estudios más pequeños en Estados Unidos.

Cuba

El SIDA no es un gran problema de salud en Cuba. Cuando la epidemia del SIDA salió a la luz por primera vez todas las personas de la isla fueron analizadas para detectar cualquier infección de VIH y varios cientos que resultaron positivos (muchos de los cuales se cree que contrajeron el virus en Angola, en donde Cuba llevaba a cabo operaciones militares) fueron puestos en cuarentena por el gobierno. Se emplazaron en unas instalaciones tipo campus y les proporcionaron hospedaje gratuito, cuidados médicos y alimentos saludables pero no se les permitió abandonar el área. Esta política se ha liberado para aquellos que no están dispuestos a diseminar el virus dentro de la población general.

Por mis entrevistas con científicos del Centro Nacional de Investigaciones Científicas de La Habana supe que se había administrado ozono con algún éxito a varios detenidos, aunque no fue prioritaria la ejecución de un estudio acerca del tratamiento del SIDA con ozono debido al bajo número de personas infectadas.

La Dra. Silvia Menéndez, química y cofundadora del Departamento (ahora Centro) del Ozono, me dijo que el ozono funciona bien cuando se administra lo antes posible después de ser infectado, antes de que el virus haya penetrado en el sistema linfático y el tuétano del hueso. Si se toma a tiempo, ella piensa que el ozono podría desactivar el virus de la sangre y prevenir que infecte otras células. Añadió que la terapia de ozono podría ayudar a prevenir y tratar algunas infecciones oportunistas que son comunes entre los pacientes con SIDA[27].

Su comentario acerca del uso temprano del ozono para los infectados con VIH es muy importante. Si una persona pudiera ser tratada con ozono *lo más pronto posible después de infectarse*, tal vez podría interrumpirse el progreso normal de la enfermedad. Las ramificaciones sociales y económicas de esta posibilidad no deben ser subestimadas, sobre todo en los países en vías de desarrollo.

Descubrimientos anecdóticos

Durante años han surgido cientos de informes anecdóticos referentes a los resultados positivos de las terapias bio-oxidantes para el tratamiento de las infecciones VIH y el SIDA. Muchos de estos informes vienen de pacientes y sus médicos, muchos de los cuales permanecen en el anonimato. El uso de generadores de ozono médico es ilegal en la mayoría de los Estados y provincias de Canadá, y los médicos que lo usan —si son descubiertos— pueden perder la licencia médica o ser encarcelados.

J.P. de Milwaukee fue el primer diagnosticado como VIH positivo en 1988 y tenía un recuento de 237 células-T en junio de 1992. Decidió usar Viroterm (un tipo de alfa-interferón oral) y ozono mediante el método de bolsa-sauna durante un periodo de varios meses. Después de tres semanas de usar el ozono diariamente J.P. encontró que sus nodos linfáticos, que habían estado inflamados durante tres años, volvieron a la normalidad. Además su recuento de células-T se incrementó de 237 (en junio) a 292 (en octubre). En junio resultó positivo según el test de P24, una proteína que se encuentra en el centro del virus de inmunodeficiencia humano y en octubre su doctor le dijo que había resultado negativo del mismo test[28]. Pueden verse más detalles sobre el uso del método de bolsa-sauna para los pacientes de VIH/SIDA en la sexta edición de *AIDS Control Diet* y en *VIH Treatment News*, publicados por Keep Hope Alive (véase guía de recursos).

Otro hombre (nosotros le llamaremos Guillermo) fue diagnosticado VIH positivo a principios de 1982 y en 1993 tenía un recuento de células-T de 36. En agosto de ese mismo año empezó a usar el método de bolsa-sauna e informó que su dificultad para respirar desapareció después de tres tratamientos. También experimentó una mejoría en el problema de herpes crónico. Empezó la insuflación rectal con ozono humidificado en noviembre, dos veces al día y notificó que había tenido alivio del dolor abdominal y mejoró su capacidad de dormir.

Aunque la dosis exacta de ozono, vía insuflación rectal, para cada individuo debe ser determinada por un médico, el Dr. Michael Carpendale, explicó el protocolo que él utilizó en sus investigaciones clínicas de San Francisco con pacientes con SIDA en el XI Congreso Mundial del Ozono en 1993:

> El ozono era producido por un generador portátil de ozono médico (Hansler, Iffezheim, Alemania) y se insuflaba mediante un catéter de teflón dentro del colon. Es un método sencillo, seguro, barato y bien

documentado para el tratamiento de ozono. La concentración de las dosis era de 22-30 µg O_3/ml O_2; el volumen promedio era de 1,100 ml para una dosis total de 26.2-33 µg O_3 por tratamiento. El programa de tratamiento era diario durante veintiún días, una vez cada tres días durante dieciséis semanas y una vez a la semana durante quince días, para un total de treinta y cuatro a treinta y seis semanas y setenta y tres tratamientos que contenían 2,065-2,137 µg de ozono.[29]

Se puede encontrar más información referente al método de insuflación rectal para tratar el VIH/SIDA en la literatura publicada por Keep Hope Alive.

John, de Illinois tenía un recuento células-T de 200 y empezó a tomar cinco gotas de peróxido de hidrógeno de grado alimenticio de 35 por ciento mezclado con agua, tres veces al día unas tres horas después de las comidas. Gradualmente incrementó la dosis a veinte gotas, la que mantuvo durante dos meses. Después la redujo a cinco gotas y pasó el test de nuevo. Su recuento de células-T se había incrementado a 800. En su comentario sobre el caso, Mark Konlee, autor de *AIDS Control Diet*, no recomienda usar el peróxido de hidrógeno por vía oral; añade que se pueden obtener los mismos resultados añadiendo .47 litros de peróxido de hidrógeno en grado alimenticio a agua caliente y sumergiéndose en ella durante veinte minutos al día[30].

El SIDA y la política de las terapias bio-oxidantes

El uso de terapias bio-oxidantes es un tema controvertido. Las compañías farmacéuticas —que logran miles de millones de dólares en utilidades gracias a los medicamentos para el SIDA— están completamente opuestas al uso de sustancias baratas, seguras y potencialmente efectivas como el peróxido de hidrógeno y el ozono para el tratamiento de esta enfermedad. Además, muchos médicos ignoran o son hostiles hacia estas terapias que pueden ser auto-administradas, como los métodos de la bolsa-sauna y la insuflación rectal, ya mencionados.

Muchos médicos de reputación que han tratado a pacientes con SIDA con ozono y peróxido de hidrógeno han sido amenazados por las autoridades o incluso se les ha prohibido ejercer. El Ministerio de

Estados Unidos para la Alimentación y la Medicina y los Institutos Nacionales para la Salud se han rehusado a costear pruebas humanas para el ozono y el peróxido de hidrógeno y han logrado que sea extremadamente difícil para las pequeñas compañías independientes como Medizone International el llevar a cabo tales investigaciones. A pesar del hecho de que más de diez millones de personas (incluidas más de mil pacientes con SIDA) han recibido terapias de ozono en Europa, y que los datos sobre el uso del ozono están sustentados por artículos de científicos y estudios clínicos, la FDA mantiene que las terapias bio-oxidantes, como la del ozono, no han demostrado ser ni seguras ni efectivas. Dicho en palabras del Dr. Randolph F. Wykoff, director de la Oficina para la Coordinación del SIDA y comisionado asociado para el Ministerio de Ciencia, Alimentación y Medicina, en su testimonio ante el Comité sobre el Subcomité Judicial acerca del Crimen y la Justicia Criminal en la Cámara de Representantes en Washington, en mayo de 1993:

> La terapia de ozono también se ha usado para tratar a pacientes con SIDA sin ningún dato científico que apoye la teoría de la efectividad o seguridad de este agente. La ozonoterapia y los generadores de ozono han sido promovidos mediante anuncios en revistas y periódicos, y en libros, videos y audiocassettes. La introducción del ozono en los pacientes con SIDA inmunosuprimidos sin un estudio cuidadoso de la posible toxicidad pone a los pacientes en un riesgo significativo y no razonable.[31]

La situación política y económica de Estados Unidos y Canadá ha inducido a muchos pacientes a buscar tratamiento en cualquier otra parte, principalmente en México. Aunque existen varias clínicas de reputación en este país, algunos promotores sin ética han hecho promesas de curación por un precio aproximado de 20,000 dólares. Uno de ellos incluso ofrece a los pacientes salarios de seis cifras si logran promover su éxito a otros posibles pacientes más adelante, especialmente a los que poseen una casa que se pueda hipotecar por 100,000 dólares para pagar el tratamiento[32].

Hasta que los consumidores de cuidados sanitarios no elijan a sus representantes continuaremos sin el derecho a elegir la forma de cuidado de salud que queremos. Nunca se realizarán estudios clínicos a gran escala referentes a la efectividad del ozono y el peróxido de hidrógeno para tratar el SIDA, y las fundaciones para investigar seguirán recayendo en los mismos individuos. Los médicos serán obligados a continuar administrando estas terapias de forma ilegal y subrepticia, y mucha gente sin acceso a estos médicos continuará autoadministrándose el ozono y el peróxido de hidrógeno. Aunque resulta asombroso los pocos efectos laterales adversos que se han notificado, no se debe obligar a nadie a automedicarse sin la supervisión de un profesional especializado. Los empresarios partidarios de llenar sus bolsillos ofrecerán curas mágicas a cambio de decenas de miles de dólares, mientras que muchos individuos que están infectados de VIH o que están muriendo de SIDA decidirán "irse a la ruina" e intentar tratamientos no probados en clínicas de dudosa reputación. Aquellos que tengan las fuerzas y los recursos financieros pueden escoger abandonar a su familia y amigos e intentar encontrar tratamientos de confianza en Alemania o Cuba.

7

APLICACIONES ADICIONALES DE LAS TERAPIAS BIO-OXIDANTES

Además de las enfermedades de corazón, cáncer e infección por el virus de inmunodeficiencia humano, la gama de problemas de salud que han respondido a las terapias bio-oxidantes es verdaderamente muy amplia. En las páginas siguientes examinaremos las pruebas clínicas y de laboratorio que se han reunido procedentes de médicos de reputación y fuentes científicas de todo el mundo. Como es habitual, los lectores están invitados a consultar las fuentes originales relacionadas en las notas finales de este libro.

Alergias

Cada año cientos de pacientes con alergia visitan la Clínica Kief en Ludwigshafen, Alemania, para llevar a acabo una terapia con ozono o ITAH. Muchos de ellos no han tenido respuesta ante el tratamiento convencional, incluyendo antibióticos y esteroides, y visitan la clínica como último recurso.

En un análisis estadístico de treinta y nueve pacientes tratados con inmunoterapia autohomóloga (ITAH), la tercera parte experimentó una total remisión de los síntomas, el 22 por ciento tuvo una mejoría significativa y una tercera parte mostró una mejoría relativa. El 11por ciento no tuvo ninguna respuesta a la terapia ITAH[1].

Propiedades analgésicas

En las pruebas realizadas para el SIDA, llevadas a cabo por el Departamento de Defensa de Canadá en 1990, se descubrieron inesperadamente los efectos analgésicos del ozono. Según el comandante Michael Shannon, doctor en medicina, quien coordinó el estudio: "inadvertidamente descubrimos que este tipo de terapia en particular tenía un efecto increíble y muy pronunciado para dominar el dolor. Es un efecto analgésico muy potente."[2]

Yo he observado personalmente los efectos analgésicos del peróxido de hidrógeno intravenoso sobre un individuo al que le daban pocas semanas de vida. El peróxido de hidrógeno intravenoso administrado diariamente en casa parecía aliviar mucho su incomodidad, alentar su espíritu, facilitarle el sueño e incrementar su nivel de energía en general. Aunque el paciente murió, la calidad de su vida final se mejoró de forma decisiva.

Artrosis

La artrosis es una enfermedad que implica la degeneración progresiva de los cartílagos de la espina dorsal, las rodillas y demás coyunturas. Al igual que la artritis, la artrosis ocasiona dolor y limita los movimientos. En 1990 los investigadores cubanos estudiaron a 230 pacientes que sufrían de dolores y demás problemas relacionados con la espina lumbosacra, las rodillas y otras coyunturas. Se administraron un total de veinte inyecciones de peróxido de hidrógeno y ozono durante un periodo de veinte días, una inyección diaria durante los primeros diez días y una inyección en días alternos en los siguientes veinte días. Todos los pacientes fueron examinados, diagnosticados y evaluados cuidadosamente antes del estudio.

Los resultados fueron imprevisibles: 208 pacientes (el 89 por ciento) verificaron una completa desaparición del dolor, 24 (el 10 por ciento) informaron de algún grado de alivio y sólo 2 pacientes (el 1 por ciento) no tuvieron ningún cambio en su estado de salud. En los exámenes siguientes los investigadores encontraron que la mayoría de los pacientes permanecieron libres de síntomas durante un periodo de tres a seis

meses, mientras que otros no sintieron dolor durante más de once
meses después del tratamiento. Las personas con hernia de disco
también sintieron alivio con la terapia de ozono[3].

Debido a las mejoras efectuadas en los métodos de tratamiento,
aquellos resultados fueron mejores a los obtenidos anteriormente en
un estudio cubano con 122 pacientes con artrosis en el cual el 71.8
por ciento de los pacientes tratados con ozono verificaron un completo
alivio del dolor, mientras que el 21.8 por ciento informaron de cierta
mejoría[4].

Un estudio realizado en 1988 por el Dr. E.Riva Sanseverino en la
Universidad de Bolonia, en Italia, se centró en los efectos del oxígeno
y el ozono inyectado sobre diferentes tipos de problemas en las rodillas,
principalmente la artrosis de las rodillas. Dividieron a 156 pacientes
en tres grupos según los síntomas: El grupo A (de cuarenta y cuatro
pacientes) padecía problemas post-traumáticos de rodillas, el grupo B
(de ochenta y tres pacientes) fue diagnosticado con gonartrosis (artrosis
de las rodillas) sin deformidad del hueso, y el grupo C (de veintinueve
pacientes) tenía gonartrosis con deformidad del hueso. Diez pacientes
(siete del grupo B y tres del grupo C) fueron tratados en las dos rodillas,
pero una fue tratada sólo con oxígeno.

A los pacientes del grupo A se les dio de dos a cuatro inyecciones
a la semana durante seis, mientras que los miembros de otros grupos
fueron tratados con tres ciclos de inyecciones de oxígeno-ozono
durante un periodo de catorce meses. Al evaluar los efectos del
tratamiento se puso atención en la mejoría de la flexibilidad y movilidad de la rodilla, reducción del dolor y de la inflamación.

Los resultados demostraron que las rodillas tratadas sólo con ozono
mostraron mejoría. El Dr. Riva concluyó lo siguiente:

> La terapia de oxígeno-ozono es muy eficaz en los casos de trauma
> severo de la rodilla (grupo A) y en todas las enfermedades de la rodilla
> en donde el proceso degenerativo está comenzando (grupo B): En estas
> dos condiciones se puede predecir una recuperación total o casi total.

Los pacientes del grupo C, cuya degeneración de las rodillas estaba
más avanzada, requirieron de terapias médicas adicionales y en periodos prolongados.

Tabla 7.1 Uso de la medicación para el asma

Medicación	Pacientes que usan la medicación			
	antes de ITAH		después de ITAH	
	Nº	(%)	Nº	(%)
Drogas antialérgicas	13	(20)	2	(3.1)
Antagónicos mediadores	21	(32.3)	8	(12.3)
Drogas secretolíticas	19	(29.2)	7	(10.8)
Derivados de la teofilina	25	(38.5)	15	(23.1)
Agónicos Beta-2	46	(70.8)	12	(18.5)
Derivados de cortisona sistémica	35	(53.8)	4	(6.2)
Derivados de cortisona inhalante	28	(43.1)	4	(6.2)

Fuente: Horst Kief, "Die Behandlung des Asthma bronchiale mit der autoho-mologen Immuntherapie (AHIT)", Erfahrungsheilkunde 9 (1990).

En conclusión, en este artículo el Dr. Riva recalcó el alto grado de seguridad de las dosis bajas de ozono y la ausencia de efectos secundarios adversos: "La absoluta ausencia de efectos colaterales negativos del tratamiento local con ozono merece una consideración especial."[5]

Asma bronquial

Se han llevado a cabo muy pocos estudios con pacientes que sufren de asma bronquial. Sin embargo, durante una visita de investigación a Cuba me presentaron a un muchacho de once años de una escuela para personas con defectos de audición, cuyo asma fue curada con ozono. Ricardo fue tratado originalmente de hipocusia, una enfermedad del oído interno que ocasiona sordera. Los tratamientos de ozono que recibía le proporcionaron un modesto grado de mejoría en su audición que resultó coherente con los resultados de otros estudiantes de la escuela que fueron tratados del mismo modo para la hipocusia. No obstante, junto con la mejoría de su audición los padres y profesores de Ricardo se dieron cuenta que su frecuentes ataques de asma empezaron a disminuir gradualmente y enseguida desaparecieron.

El Dr. Gilbert Glady, médico francés, ratificó su experiencia clínica con un paciente de asma en el 11º Congreso Mundial del Ozono que fue celebrado en San Francisco en 1993.

La Srta. Nicole B., nacida en 1947 ha sufrido de asma bronquial desde 1981. Fue tratada con lomudal y aminofilina así como con antibióticos cada vez que padecía de infecciones del oído, nariz o garganta. Los análisis demostraron que tenía alergia al polvo de la casa. Nos reunimos por primera vez en diciembre de 1987 en un momento en el cual ella tenía ataques de asma casi cada día. Comenzamos un tratamiento con ozono que consistía en dosis alternadas de autohemoterapia menor en forma de inyecciones subcutáneas por encima de los pulmones y en febrero de 1988 empezamos con autohemoterapia mayor...

Después de unas diez sesiones la frecuencia de los ataques de asma decreció substancialmente, aunque ocurrieron algunos síntomas secundarios como fiebre ligera, moderados ataques de tetania [una aflicción que puede implicar entumecimiento y hormigueo de las extremidades], reintensificación del asma y eczema. Todo esto fue seguido de una mejoría general.

El asma desapareció y se detuvo el tratamiento con lomudal en noviembre de 1988, nueve meses después de que comenzara el tratamiento. desde entonces esta paciente no ha sufrido de un solo ataque de asma.[6]

Desde 1987 se ha usado en Alemania la inmunoterapia autohomóloga (ITAH) para tratar a pacientes que sufren de asma bronquial. El Dr. Horst Kief, investigador de la ITAH, realizó un estudio con sesenta y cinco pacientes que fueron tratados durante un periodo de siete meses. El Dr. Kief encontró una clara mejoría en muchos pacientes, según lo indicado por la aguda disminución o completa eliminación de la necesidad de la medicación requerida para el control del asma. La tabla 7.1 resume los resultados de este estudio.

El Dr. Kief añade: "Debe ser muy alentador que el consumo de corticoides sistémicos pueda ser reducido en casi el 90 por ciento (exclusivamente en cuanto al grupo al que se le administra esta droga) y los derivados de cortisona inhalante en más del 85 por ciento"[7].

Quemaduras

En un estudio cubano sobre 25 pacientes que sufrían de quemaduras graves, realizado en el Hospital General Calixto García de La Habana, se les dio ozono en autohemoterapia durante diez días. El ozono normalizó los niveles de inmunoglobulina G y M, complemento C4 y antitrombina III —tres indicadores de una mejor respuesta inmunológica. Los investigadores concluyeron que estos resultados se debían a las cualidades anti-inflamatorias, inmunoreguladoras y bactericidas del ozono[8].

Candida

Durante más de diez años Charles H. Farr ha tratado con éxito a cientos de pacientes que padecen de candidiasis con peróxido de hidrógeno intravenoso en su clínica de Oklahoma City. En su monografía *The Therapeutic Use of Intravenous Hydrogen Peroxide*, el Dr. Farr presenta el caso de uno de sus pacientes:

La Srta. P.M., una m/b de 34 [mujer blanca de 34 años de edad], ha sido tratada repetidamente durante los pasados cinco años de candidiasis sistémica crónica. Sus síntomas e historial son típicos. Los problemas usuales surgieron después de varios episodios de infecciones respiratorias de las vías superiores, hacía unos cinco años, las cuales fueron tratadas con grandes dosis de diversos antibióticos. A continuación tuvo episodios repetidos de vaginitis y problemas intermitentes de diarrea. estos episodios fueron seguidos del desarrollo de fatiga crónica, acné, letargo, artralgia migratoria [dolor en las coyunturas], dolores de cabeza frecuentes, irregularidades menstruales, confusión mental, dificultad para la concentración y mala tolerancia al ambiente y al ejercicio.

Fue tratada con varias dietas de eliminación y rotación, nistatin, nizoral, monostat, desensibilización alérgica y varias preparaciones naturales anti-hongos. Cada vez que le cambiaban la modalidad terapéutica tenía una mejoría temporal subjetiva durante unos cuantos días o semanas [y] después recaía en la situación enfermiza anterior a su tratamiento. Fue incapaz de trabajar durante más dos años y se había vuelto totalmente dependiente de su mamá en cuanto al apoyo físico y financiero. A menudo no se sentía capaz de vestirse o alimentarse por sí sola.

Comenzó con inyecciones semanales de 250 ml de H_2O_2 [grado médico] de 0.15 por ciento y después de dos tratamientos reportó una mejoría significativa en cuanto a la capacidad de atención y concentración, y una sensación de bienestar. Después del tercer tratamiento señaló que su rostro se estaba mejorando y el acné había disminuido. El periodo menstrual, de la semana anterior, había sido normal y los síntomas previos de vaginitis habían desaparecido. Su función intestinal empezaba a ser regular y normal y ya estaba pensando en regresar al trabajo.

Su 4º, 5º y 6º tratamientos estuvieron señalados con mejorías subjetivas continuas a sus previos malestares. Después de 8 tratamientos ya no tenía ningún síntoma por primera vez en cinco años. Objetivamente tenía la apariencia de estar mucho más sana y con más vitalidad, sonriente y feliz por primera vez como si fuera una nueva paciente. Cuando se le hicieron los análisis para detectar la candida de sensibilización subcutánea mostraron una disolución de 1 comparada con la usual de 4 a 6 durante sus periodos peores. Dos meses después de la última infusión estaba buscando empleo, había desarrollado de nuevo su autoconfianza y no había mostrado signos de recaída. Las evaluaciones continuaron.[9]

Diabetes

El Instituto Nacional de Angiología y Cirugía Vascular de La Habana realizó un estudio con 47 diabéticos que padecían pies diabéticos neuroinfectados. A veces se requería de amputación si el paciente no mejoraba. Los participantes del estudio, que habían sufrido de diabetes entre nueve y diecinueve años, se dividieron en tres grupos y fueron tratados por un total de diez días.

El grupo 1 (de 16 sujetos) recibió terapia de ozono que consistía en una combinación de limpieza regular de la herida con agua ozonada, seguida de un tratamiento con bolsa de ozono. También se administró autohemoterapia. El grupo 2 (de 16) fue tratado externamente con caña de azúcar en ungüento. Este remedio popular fue aplicado en la herida. Se ponía una venda para mantener el ungüento en contacto con la piel durante veinticuatro horas. El grupo 3 (de 15 pacientes) recibió antibióticos por vía oral, parenteral (exterior a los intestinos) e intravenosa, así como las medicaciones tradicionales aplicadas externamente.

Los resultados fueron clasificados simplemente como "buenos" o "malos". "Bueno" significaba que se había podido evitar la cirugía, mientras que "malo" indicaba que se había requerido de algún tipo de intervención quirúrgica para amputar el área infectada.

Tratamiento	"Bueno"	"Malo"
Grupo 1 (ozonoterapia)	15 (93.8%)	1 (6.2%)
Grupo 2 (azúcar de caña)	13 (81.3%)	3 (18.7%)
Grupo 3 (antibióticos)	10 (66.7%)	5 (33.3%)

Los investigadores concluyeron que la terapia de ozono era el método más eficaz para el tratamiento de pie diabético neuroinfectado, mientras que el azúcar de caña era una buena alternativa cuando no se podía conseguir ozono. El tratamiento convencional con antibióticos fue considerado la alternativa menos deseable en estos casos[10].

Úlcera duodenal

En el Hospital General Calixto García de La Habana, fueron tratados veinte pacientes de ulcera duodenal varias veces al día con agua ozonada durante el curso de un mes. Los estudios clínicos revelaron que el 40 por ciento de los pacientes se curaron totalmente al final del tratamiento, el 10 por ciento estaban en las etapas finales de la formación de cicatriz, el 25 por ciento tenía 50 por ciento de formación de cicatriz, el 5 por ciento experimentó un 33 por ciento de formación de cicatriz y el 20 por ciento tuvo que dejar de continuar con el estudio debido al intenso dolor[11].

Enfermedades de los ojos

Durante los pasados años los científicos cubanos han sido los pioneros de las investigaciones en cuanto al desarrollo de protocolos de tratamiento para las enfermedades de los ojos con ozonoterapia. Se han realizado estudios para evaluar el efecto beneficioso del ozono para tratar el glaucoma, ulcera de córnea, retinosis pigmentaria, atrofia del nervio óptico y retinopatía diabética. También se estudió el ozono como complemento a usar en la operaciones de transplante de córnea.

Atrofia óptica

La disfunción del nervio óptico, o atrofia óptica, es la principal causa de ceguera en Cuba. En 1992 se llevó a cabo un estudio preliminar con cuarenta pacientes (sesenta y siete ojos) en el Instituto de Neurología y Neurocirugía. Se administró un tratamiento de autohemoterapia con ozono todos los días de la semana, durante tres semanas.

Se hicieron varios tests estándar antes y después del curso del tratamiento, incluyendo el de agudeza visual (AV), campo visual según el perímetro Goldman (FV), potenciales visuales evocados (PVE) y el Test de sensibilidad al contacto de Pelli Robson (TSCPR). Los resultados fueron los siguientes:

AV: El 54.5 por ciento de los pacientes demostraron mejoría.

FV: El 82.7 por ciento de los pacientes demostraron mejoría.

PVE: El 37 por ciento de los pacientes demostraron mejoría.

TSCPR: El 85.7 por ciento de los pacientes demostraron mejoría.

Aunque no todos los pacientes lograron curarse totalmente con la terapia de ozono, los resultados de este estudio preliminar impresionaron de tal modo a la directora médico del equipo de investigación (los equipos suelen constar de químicos, médicos y técnicos) que decidió tratar a todos sus futuros pacientes de atrofia óptica con ozono, bien sea solo o como complemento de otros tratamientos[12].

Retinosis pigmentaria

Uno de los éxitos más importantes del sistema médico cubano ha sido su tratamiento de la retinosis pigmentaria, una enfermedad crónica progresiva que implica la atrofia del nervio óptico y cambios de la pigmentación de la retina. A menudo termina con ceguera. El primer estudio importante fue realizado en 1985 con un total de doscientos pacientes (con un rango de visión tubular de 5 grados o menos) en el Hospital Dr. Salvador Allende de La Habana. Los investigadores, creyendo que el ozono podría ayudar a restaurar la circulación de la sangre hacia los capilares de la retina, activar el sistema de enzimas protectoras y estimular el metabolismo del oxígeno, aplicaron a sus pacientes autohemoterapia mayor o tratamientos intramusculares de ozono y oxígeno a diario durante quince o veinte días, dependiendo del individuo y la severidad de los síntomas. Se tomaba como mejoría

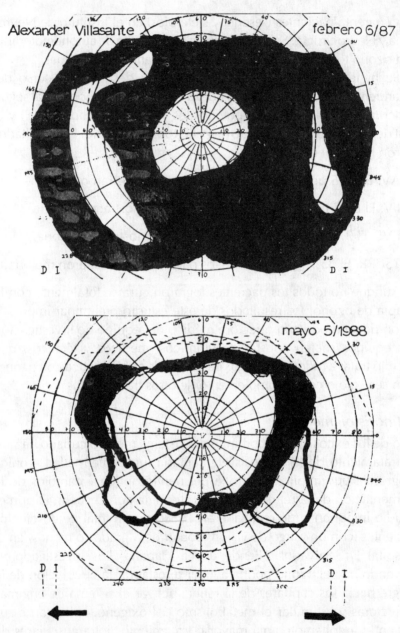

Figura 7.1 Diagrama que muestra el rango de visión (en blanco) del paciente con retinosis pigmentaria antes y después de la terapia de ozono. De la
Revista CENIC *20, Nº 1-2-3 (1989).*

cuando el rango de visión se incrementaba entre el 10 y el 20 por ciento en grados.

Los resultados fueron sorprendentes. De los 175 pacientes del estudio que recibieron autohemoterapia, 112 mostraron una "notable mejoría", 45 tuvieron una "ligera mejoría" y 18 no experimentaron ningún progreso en los síntomas, que aunque no mejoraron tampoco empeoraron. Las cifras correspondientes a los 25 pacientes que recibieron inyecciones intramusculares de ozono y oxígeno fueron 12, 9 y 4 respectivamente. Aunque no se consiguió una cura completa se logró una mejoría notable en el 89 por ciento de los pacientes, que perduró por lo menos dos años después del tratamiento. La figura 7.1 ofrece el punto de vista del rango visual de uno de los pacientes antes y un año después de que se le administrase la terapia de ozono[13].

A principios de 1996 se estimó que unos 3,000 pacientes habían sido tratados con ozono en el hospital debido a diversas enfermedades de los ojos. Se administra de modo rutinario a la mayoría de los pacientes de retinosis pigmentaria, retinitis diabética, queratitis, úlcera de córnea y otras enfermedades oculares, ya sea solo o como complemento a otras terapias tradicionales. Para los pacientes de retinosis pigmentaria se recomienda continuar con las aplicaciones de terapia de ozono dos veces al año[14].

Gastroenteritis

El Dr. Robert Mayer, pediatra de Miami, usaba el ozono médico para tratar a los niños que sufrían de gastroenteritis, una inflamación del estómago y el tracto intestinal. La diarrea no bacterial era uno de los síntomas comunes.

Se dividió a un total de 2,757 niños, desde un mes hasta dieciocho años, en dos grupos: El grupo 1 constaba de 1,932 niños que fueron tratados con oxígeno y ozono mediante insuflación rectal. De ese total 1,265 recibieron un tratamiento, 583 dos y 84 tres. El grupo 2 era un grupo de control de 825, que fue dividido a su vez en tres subgrupos: El subgrupo A recibió solo una dieta estricta, el subgrupo B recibió insuflación rectal de aire y los miembros del subgrupo C recibieron insuflación rectal de oxígeno.

De los niños que recibieron terapia de ozono, el 95 por ciento del grupo que recibió un tratamiento se curaron en un solo día. De los que recibieron dos tratamientos, el 95 por ciento se curaron en dos días. Los demás pacientes que recibieron ozono se curaron en tres días. En cambio todos los miembros del grupo de control se recuperaron más lentamente y continuaron con los síntomas durante más de seis días[15].

Giardiasis

La *Giardia lamblia* es un parásito que puede infectar el intestino delgado. Los que desafortunadamente contraen este parásito (giardiasis) sufren de diarrea, pérdida de peso, nauseas, calambres y vómitos. La *Giardia lamblia* suele ser bastante resistente a la terapia médica. Aunque la giardiasis se suele manejar mediante medicamentos, no se conoce ninguno que lo cure.

En el Hospital General Calixto García se administró a cincuenta adultos que padecían giardiasis (que no respondieron al tratamiento médico tradicional) dos ciclos de terapia con agua ozonada durante un periodo de veintisiete días. Cada paciente bebió cuatro vasos de agua ozonada al día durante diez, y a continuación un periodo de siete días sin tratamiento. El segundo ciclo consistió en otros diez días de tomar cuatro vasos de agua ozonada al día.

Los investigadores ratificaron que 23 pacientes (el 46 por ciento) experimentaron una remisión de los síntomas durante el primer ciclo del tratamiento mientras que los otros 24 (el 48 por ciento) no tenían síntomas al final del segundo ciclo. A diferencia de muchos de los que reciben medicinas, no tuvieron ningún efecto secundario del ozono. Los investigadores concluyeron: "La fácil obtención y el bajo costo del ozono, así como su gran efectividad en el tratamiento de la Giardia lamblia permiten recomendar su empleo a mayor escala y sustituir por esta vía otros tratamientos convencionales establecidos con este fin."[16]

Infecciones ginecológicas

En 1990 se realizaron en Cuba alrededor de una docena de estudios referentes a los efectos del aceite de girasol ozonado en diversas infecciones ginecológicas como leucorrea, herpes y vulvovaginitis.

Uno de tales estudios tuvo lugar en el Policlínico Pasteur de La Habana con un grupo de sesenta mujeres que padecían de vulvovaginitis. Un total del 97 por ciento también padecía de candida albicans, tricomoniasis y cardenela vaginalis.

Treinta pacientes fueron tratadas con aceite de girasol ozonado, veinte recibieron terapia médica normal y las diez restantes recibieron un placebo consistente en aceite sin ozono. El criterio de curación fue determinado por exámenes de colposcopio, un instrumento especial que se usa para examinar la vagina y el cérvix.

Todos los pacientes en los que se utilizó el aceite ozonado se curaron completamente en un plazo de cinco a siete días. En el grupo de control el 20 por ciento se curaron en un plazo de diez a quince días. Todas las personas que recibieron el placebo experimentaron un empeoramiento de los síntomas[17].

Se han llevado a cabo otros estudios en Rusia. Un estudio del Departamento de Obstetricia y Ginecología de la Academia de Medicina Sechenov en Moscú evaluó la efectividad del ozono en 112 mujeres que padecían diversas infecciones, entre ellas inflamación de las trompas de falopio, herpes genital, gondilomas (especie de verrugas de los genitales) y peritonitis pélvica. Dependiendo del caso las pacientes recibieron de 2 a 5 miligramos de ozono inyectado diariamente, aplicaciones tópicas de aceite ozonado, irrigación o inyecciones intra-abdominales de soluciones ozonadas de una concentración de 4-6 mg por ml. Los tratamientos acarrearon un alivio sustancial haciendo que los doctores declararan que el ozono tenía propiedades inmunomoduladoras, antivirales y analgésicas bastante fuertes[18].

En el mismo instituto se realizó una investigación sobre la efectividad del ozono en gondilomas agudos con un grupo de cincuenta y tres mujeres. Se les administró de ocho a diez aplicaciones locales de diferentes soluciones ozonadas, como en agua o en aceite. Desaparecieron los síntomas en todas las pacientes al final del tratamiento. Todas menos dos permanecieron sin síntomas después de ocho meses. Una de las dos volvió a tratarse y nunca volvió a experimentar los síntomas de gondilomas de nuevo[19].

Hepatitis

Entre los primeros médicos que trataron la hepatitis con terapia de ozono médico estuvo el Dr. Heinz Konrad de São Paulo, Brasil. Durante la década de 1970 empezó un estudio con quince adultos que padecían de hepatitis aguda del tipo A y siete adultos con hepatitis crónica del tipo B. Se les administró autohemoterapia mayor dos veces por semana.

La mejoría más significativa tuvo lugar entre los que padecían de hepatitis A: el 80 por ciento (doce pacientes) se recuperaron después de un promedio de cinco aplicaciones de ozono, mientras que tres pacientes requirieron de un promedio de once tratamientos. A estos tres últimos se les administró también esteroides después que se completó la terapia de ozono.

La hepatitis B demostró ser más problemática. El tratamiento tuvo éxito en cuatro casos (el 57.1 por ciento) y no lo tuvo en tres casos (42.9 por ciento). Los pacientes que se recuperaron recibieron un promedio de 8.1 tratamientos. No obstante el Dr. Konrad pensó en 1982) que la terapia de ozono médico tenía "más éxito y menos efectos secundarios que otros métodos asequibles del momento"[20].

Gripe

Muchos hemos tenido gripe por lo menos una vez en la vida. Los síntomas son: fiebre, tos, escalofríos, dolor del cuerpo, dolor de garganta, dolor de cabeza y nausea son familiares para los que padecen de gripe. Algunas personas —especialmente los mayores— mueren por su causa.

Ya mencionamos que el primer tratamiento conocido de peróxido de hidrógeno intravenoso para tratar la gripe fue reportado por el Dr. T.H. Oliver en la revista médica inglesa *The Lancet* en 1920. Desde entonces el peróxido de hidrógeno ha sido un valioso aunque poco conocido tratamiento para esta enfermedad tan común, debilitante y a veces fatal.

El Dr. Charles Farr llevó a cabo en enero de 1989 un estudio para determinar la efectividad del peróxido de hidrógeno intravenoso en el tratamiento de pacientes con gripe del tipo A/Shangai. Los síntomas de este tipo de gripe eran muy pronunciados y típicamente duraban de cuarenta y ocho a setenta y dos horas. La recuperación total conllevaba un promedio de doce a quince días.

El Dr. Farr dividió a un grupo de cuarenta pacientes con gripe entre las edades de dieciséis y setenta y ocho años en dos grupos de veinte para que la edad y el sexo fueran similares. El grupo de control recibió el protocolo tradicional para la gripe que incluía antibióticos, descongestionantes y analgésicos. Algunos pacientes complementaron esta medicación con otras medicinas de mostrador y preparaciones de su elección para la gripe. El grupo de tratamiento recibió 250 ml de peróxido de hidrógeno intravenoso de 0.0375 por ciento durante un periodo de uno a tres días, según las necesidades de cada paciente. También se les dieron analgésicos si lo deseaban. De este grupo el 35 por ciento requirió una segunda infusión y dos pacientes (el 10 por ciento) necesitó una tercera.

Los resultados fueron imprevistos. La mitad del grupo de control se puso mejor después de 4.1 días, el 75 por ciento mejoró en 7.8 días y el 90 por ciento mostró mejoría después de 11 días. Del grupo tratado con peróxido de hidrógeno la mitad se puso mejor en 1.9 días, el 75 por ciento mejoró en 3.2 días mientras que el 90 por ciento experimentó una recuperación completa después de sólo 5.5 días. En general el grupo que recibió el peróxido de hidrógeno perdió un acumulativo de 5 días de trabajo mientras que los del grupo de control se ausentaron en un acumulativo de 41.5 días. La figura 7.2 muestra los resultados con más detalle.

Dados los millones de norteamericanos y demás habitantes del globo que se enferman por las diferentes variedades de la gripe cada estación, el tiempo, malestar y dinero que se pierde debido al absentismo laboral, sería muy significativo si se ahorrara con la terapia de peróxido de hidrógeno[21].

Malaria

Los estudios realizados en la Escuela de Medicina del Hospital Middlesex de Inglaterra revelaron que el parásito de la sangre murine malaria se

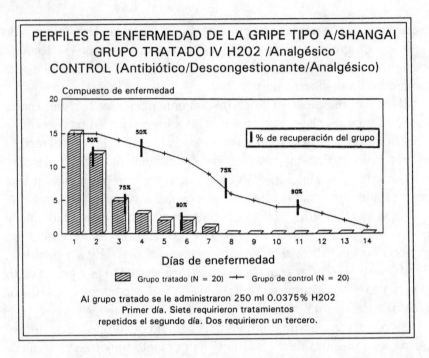

Figura 7.2. Perfiles de enfermedad de la gripe tipo A/Shangai. Reimpreso por conrtesía del Dr. Charles H. Farr.

eliminaba in vitro gracias al peróxido de hidrógeno incluso en peque-ñísimas concentraciones. Los estudios in-vivo (con ratones) demostra-ron que el peróxido de hidrógeno era capaz de eliminar las variedades letales de *Plasmodium yoelii* y *Plasmodium bergher*, aunque esta última fue más difícil. Los investigadores concluyeron: "Proponemos que el peróxido de hidrógeno es un posible contribuidor a la destruc-ción de por lo menos algunas especies del parásito de la malaria."[22]

Como en muchos otros descubrimientos de laboratorio referentes a las propiedades terapéuticas del peróxido de hidrógeno, no se han hecho estudios con seres humanos que padezcan de malaria. Dada la prevalencia de malaria en los países tropicales (muchas de sus varie-dades se han vuelto inmunes a las tradicionales medicinas para la malaria) la terapia de peróxido de hidrógeno —ya sea solo o como complemento de otra medicación tradicional— ofrece una promete-dora ayuda a miles de personas infectadas anualmente.

Enfermedades bucales

El peróxido de hidrógeno de tres por ciento ha sido un remedio casero muy popular y barato aplicado en ciertas enfermedades de la boca, ya sea solo o diluido en agua. Hoy en día muchas pastas dentífricas comerciales y enjuagues bucales contienen peróxido de hidrógeno.

No fue hasta 1979 que se publicó un estudio subvencionado por la universidad en el *Journal of Clinical Periodontology* atestiguando la capacidad del peróxido de hidrógeno para retardar el desarrollo de la placa y la gingivitis, dos de los problemas dentales más comunes. Catorce estudiantes de odontología del Departamento de Periodontología de la Universidad de Gothenburg en Suecia tomaron parte en este estudio doblemente a ciegas. Después de un completo examen dental la mitad de los estudiantes recibieron un enjuague bucal que contenía peróxido de hidrógeno, mientras que los otros recibieron un enjuague de placebo. Los estudiantes debían enjuagarse la boca tres veces al día después de las comidas. No se permitía el cepillado de dientes durante este estudio. Se realizaron mediciones de placa e "índices" gingivales después de cuatro, siete y catorce días. Las bacterias de la boca se examinaron en el microscopio y se analizaron después de la primera y la segunda semanas.

Los resultados mostraron que el enjuague que contenía peróxido de hidrógeno efectivamente prevenía la colonización de bastantes tipos de bacterias (incluyendo filamentos, splrochetes, fusiformes y varas motiles y curvas) en el desarrollo de la placa. También retrasaba la formación de placa y "retrasaba significativamente" el desarrollo de la gingivitis. Los investigadores concluyeron: "Se sugiere que el H_2O_2 que contenían los enjuagues bucales puede prevenir o retrasar la colonización y multiplicación de múltiples bacterias anaeróbicas."[23]

Neurodermatitis

Un porcentaje significativo de pacientes que se dirigen a la Clínica Kief en Alemania sufren de neurodermatitis, una enfermedad crónica y desfigurante que se manifiesta con eczema, erupciones cutáneas y comezón intensa, causando una tensión emocional grave. Se conocen

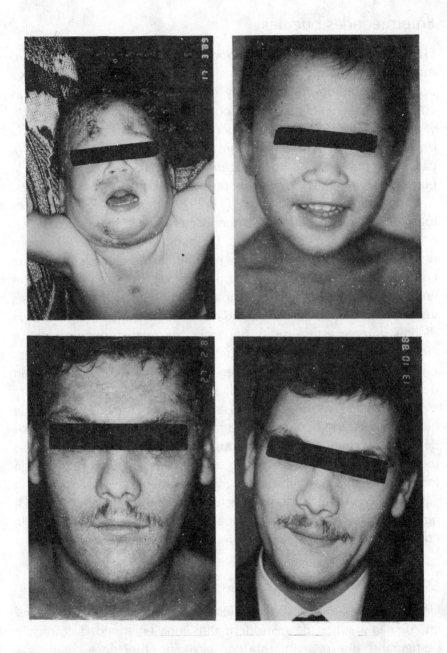

Figura 7.3. Dos de los pacientes del Dr. Kief con neurodermatitis antes y después de recibir ITAH. Fotos por cortesía del Dr. Horst Kief.

factores genéticos y emocionales de esta enfermedad que ocurre en personas de cualquier edad, desde jóvenes hasta adultos. Los síntomas de muchos de los pacientes que visitan la Clínica Kief no responden ante las terapias médicas tradicionales como los corticoides.

En un estudio realizado en la clínica, se administró ITAH a 115 pacientes que padecían de neurodermatitis durante un periodo de tres meses. El tratamiento consistía en inyecciones y medicación oral para los adultos, mientras que a los niños se les administró sólo ITAH oral.

Los resultados, publicados en la revista médica *Erfahrungsheilkunde* en 1989, fueron clasificados de la siguiente manera: las "remisiones completas" se describieron como una liberación total de los síntomas hasta que el estudio fue publicado dos años y medio después del tratamiento, una "mejoría significativa" incluía unos síntomas claramente mejorados en la piel con el correspondiente descenso o desaparición del picor, "mejoría" significó que las condiciones de la piel mejoraron y/o se había aliviado la comezón. Bajo estas clasificaciones cuarenta y tres pacientes (el 37 por ciento) tuvieron una remisión completa, cincuenta (el 44 por ciento) mostraron una mejoría significativa y trece (el 11 por ciento) mejoró: Siete pacientes (el 6 por ciento) no respondieron a la terapia, mientras que dos (el 2 por ciento) experimentaron un empeoramiento de los síntomas a largo plazo[24].

En marzo de 1993 el Dr. Kief informó en *Erfarungsheilkunde* de los resultados de un estudio más reciente acerca de 333 individuos con neurodermatitis (escogidos al azar de un total de 2,254). Se incluyeron los pacientes con síntomas múltiples como los que tenían neurodermatitis y asma.

Los descubrimientos de Kief fueron coherentes con los anteriores resultados en cuanto a la remisión a largo plazo. Sin embargo, estos últimos demostraron una remisión completa a largo plazo del 75 al 67 por ciento, lo cual representa un incremento si se compara con el estudio de 1989[25]. En la figura 7.3 se reproducen fotos de "antes" y "después" de dos de los pacientes del Dr.Kief.

Osteoartritis

En el Centro de Investigaciones Médico Quirúrgicas de La Habana, se administró a sesenta pacientes con osteoartritis (principalmente en las rodillas) una inyección articular de ozono por semana durante un total de diez. De los sesenta pacientes sólo cuatro experimentaron un regreso a los síntomas dolorosos después de dos meses, mientras que la mayoría (el 93.3 por ciento) quedó sin síntomas. Los investigadores concluyeron que esta terapia, tan fácil de aplicar y de tan bajo costo, producía la "desaparición del dolor después de las primeras aplicaciones de ozono, así como disminuía la inflamación de las coyunturas y producía una restauración del movimiento normal de las mismas."[26]

Osteoporosis

La osteoporosis es una enfermedad degenerativa relacionada con la falta de calcio y el resultante reblandecimiento de los huesos. Afecta principalmente a las mujeres mayores de edad. Los efectos de la terapia de ozono en el tratamiento de pacientes con osteoporosis se reportaron por primera vez en la revista *Europa Medicophysica* en 1988, ratificados por el Dr. E. Riva Sanseverino, el cual dirigió el estudio sobre las rodillas descrito anteriormente. En el Instituto de Fisiología Humana de Bolonia, Italia, se estudió a un total de 225 mujeres que padecían esta enfermedad en un periodo de seis años.

El Dr. Riva y sus colegas dividieron a las pacientes en tres grupos: las pacientes de clase A (121) recibieron sólo la terapia médica tradicional como hormonas, y las pacientes de clase B (53) fueron tratadas con las dos cosas, con medicamentos y ozono en autohemoterapia mayor. Las 43 pacientes que formaban la clase C fueron tratadas como las de la clase B exceptuando el que tuvieron ejercicios terapéuticos según una rutina regular. Originalmente hubo 8 pacientes de clase D que se trataron únicamente con ozono. No obstante, enseguida fueron incluidas en el grupo de clase B debido a que el ozono sólo aliviaba su dolor. (Aunque el alivio del dolor es importante el enfoque principal del estudio era concretar el incremento de la densidad de los huesos.) Los miembros de la clase B y C fueron tratadas con ozono dos veces por semana durante seis semanas tres veces al año.

Los resultados revelaron que todos los grupos de pacientes mostraron un aumento en la densidad de los huesos, reducción del dolor en las coyunturas, apetito y mejoría del sueño. Sin embargo, se encontró que las pacientes de clase B experimentaron un mayor grado de densidad en los huesos que las de la clase A, las cuales recibieron la terapia médica tradicional. También se informó de un mayor grado de bienestar general en menos tiempo que la clase A y se requirió de un menor número de tratamientos durante el curso del estudio. Las pacientes que conformaban la clase C estuvieron mejor aún. No sólo sus índices de densidad ósea alcanzaron niveles elevados sino que requirieron de menos tratamiento médico a largo plazo que los miembros de las clases A y B. El Dr. Riva concluyó:

1. La terapia farmacológica de la osteoporosis, si se aplica sola, ayuda pero no es suficiente para mantener los tejidos óseos a un nivel fisiológico de mineralización.
2. La asociación de terapias de ozono-oxígeno a las farmacológicas representa una potenciación fuerte del beneficio anterior.
3. El último beneficio se potencia más todavía mediante la adición de ejercicios terapéuticos, una tríada que constituye una herramienta poderosísima en algunas condiciones particulares.[27]

El Dr. Kief también ha tratado a los pacientes con osteoporosis. Durante mi visita a su clínica me habló de un paciente de setenta y dos años de edad que sufría de vascularis inmune (inflamación de los vasos sanguíneos) y osteoporosis avanzada. Se le dio autohemoterapia para empezar, seguida de ITAH a largo plazo, la cual el Dr. Kief cree que es más efectiva[28]. Al cabo de un año los rayos-X demostraron la calcificación normal de los huesos, tal como se puede ver en las fotografías reproducidas de la figura 7.4.

Peritonitis

La peritonitis es una infección bastante grave, que afecta a la pared interior del abdomen. En el Instituto de Investigación Científica para Ayuda de Emergencia de Moscú, los doctores utilizaban una mezcla de oxígeno y ozono en diferentes pacientes de peritonitis difundida. En un informe presentado en la Primera Conferencia Científica y Práctica sobre Ozono en Biología y Medicina de 1992, comentaron: "La terapia de ozono... ocasionó [un] incremento de la actividad de

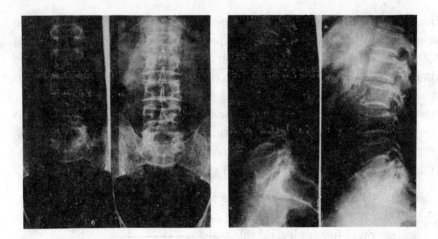

Figura 7.4. Fotografías de rayos-X que pertenecen a un paciente de setenta y dos años con osteoporosis, antes y después de recibir autohemoterapia mayor. Fotos por cortesía del Dr. Horst Kief.

los fagocitos [las células que eliminan las bacterias y virus] y de la capacidad de los leucocitos [glóbulos blancos 'limpiadores' que luchan contra las infecciones]; el hemograma [recuento sanguíneo] indicó mejoría, el proceso de curación se aceleró [y] el periodo de tratamiento se redujo."[29]

Artritis reumatoide

La artritis reumatoide es un mal crónico sistémico que hace que se inflamen y duelan las coyunturas. Suele tratarse con antiinflamatorios.

Una investigación del Instituto de Reumatología de Cuba en 1988 comparó la efectividad del ozono y las drogas anti-inflamatorias en diecisiete pacientes. En este estudio los doctores administraron una dosis muy baja (0.7 mg) de ozono diaria por vía intramuscular a diez pacientes durante ocho semanas, mientras que el grupo de control de siete pacientes recibió las drogas anti-inflamatorias tradicionales. Bajo todos los criterios (como son rigidez matutina, movimientos dolorosos, fatiga, fuerza en el apretón de manos e inflamación de las coyunturas), los pacientes que recibieron el ozono mejoraron en un 25 por ciento más que los que recibieron medicamentos. Además, esos pacientes no sufrieron de efectos secundarios, mientras que los pacientes no ozonados o recibieron esteroides adicionales o sufrieron los síntomas de la gastritis[30].

Aproximadamente el 10 por ciento de los pacientes que se dirigen a la clínica del Dr. Kief padecen artritis reumatoide. En un estudio estadístico sobre ochenta y cuatro pacientes de tal enfermedad se les administró terapia ITAH y el Dr. Kief obtuvo los siguientes resultados: el 16 por ciento experimentó una remisión total de los síntomas, el 36 por ciento demostró una mejoría significativa (incluyendo la disminución de la inflamación, mejora de la movilidad y disminución del dolor), el 32 por ciento experimentó alguna mejoría y el 12 por ciento no mejoró en absoluto[31].

Demencia senil

A principios de los 90 se realizó un estudio doblemente a ciegas en el Departamento Geriátrico del Hospital Salvador Allende de La Habana con sesenta ancianos que padecían de demencia senil. El primer grupo de treinta recibió terapia de ozono vía insuflación rectal durante veintiún días, mientras que el segundo grupo (el de control) recibió sólo insuflaciones de oxígeno. Antes y después del estudio todos los pacientes fueron evaluados cuidadosamente mediante exámenes clínicos (incluyendo CT scan y electroencefalogramas), test psicométricos (que miden la inteligencia, aptitudes, conducta y reacciones emocionales) y otros test de diagnóstico estandarizados para la demencia senil.

Entre los miembros del primer grupo, el 85 por ciento mostró una mejoría general en los síntomas de demencia vascular y degenerativa: específicamente el 73 por ciento experimentó una marcada mejoría en el estatus médico, el 83 por ciento mostró mejoría en la condición mental, el 83 por ciento mejoró su capacidad para autoadministrarse la medicación y el 80 por ciento pudo interactuar mejor en sociedad y manejar sus actividades diarias. En contraste no hubo ninguna mejoría en el grupo de control en alguna de las anteriores categorías. No se encontraron efectos secundarios entre los pacientes que recibieron la terapia de ozono[32].

En 1994 unos cincuenta pacientes ancianos fueron tratados con ozono en el Hospital Salvador Allende. Mientras los médicos cubanos no creen que la terapia de ozono sea una cura para la demencia senil, la marcada mejoría de la calidad general de la vida de los pacientes (y su familia) ha convertido la terapia de ozono en un tratamiento estándar, parte del protocolo terapéutico en el Departamento de Geriatría. Los doctores perciben mayor energía física entre los pacientes y una mejor capacidad para manejar su vida diaria. También hay un marcado alivio de los síntomas de depresión entre los pacientes que sufren de enfermedad de Alzheimer.

Después de un ciclo inicial de tratamiento de dos semanas los pacientes solía volver al hospital una vez al año para recibir una terapia adicional de ozono durante una semana. No se les daba ningún otro medicamento[33].

Septicemia

La septicemia es un envenenamiento peligrosísimo y a menudo mortal de la sangre que puede ocurrir después de accidentes u operaciones. En el Hospital Carlos J. Finlay de La Habana se estudió la efectividad del ozono en las unidades de cuidado intensivo sobre pacientes que padecían de septicemia severa. Se encontró que el ozono no sólo incrementa el transporte general de oxígeno a los tejidos, el sistema circulatorio y respiratorio, sino que también de mostró ser un germicida efectivo. Los resultados del estudio llevaron a la dirección del hospital a autorizar la terapia de ozono para las víctimas de accidentes dentro de las unidades de cuidado intensivo del hospital siempre que existiera riesgo de septicemia[34].

Anemia de células hoz

La anemia de células hoz es una forma de anemia crónica hereditaria que afecta sólo a las personas de raza negra. Es difícil de curar y sus síntomas suelen incluir episodios de intenso dolor y fatiga. Creyendo que el ozono podría ayudar a los que sufren de esta enfermedad, James A. Caplan de la CAPMED/USA, una organización dedicada a la investigación, originalmente propuso que se hiciera un estudio en el Hospital Infantil de Filadelfia, el cual fue rechazado por las autoridades del hospital. Sabiendo que Cuba tiene una gran población de africano-americanos, Caplan hizo la misma propuesta a los científicos del Centro Nacional de Investigaciones Científicas de Cuba. Los cubanos estuvieron encantados de colaborar y el estudio se llevo a cabo en 1989 en el Hospital Dr. Salvador Allende con cincuenta y cinco adultos.

Un grupo de control de veinticinco pacientes recibió quince tratamientos médicos convencionales para la anemia de célula hoz, mientras que el otro grupo sobrellevó quince sesiones de terapia de ozono-oxígeno vía insuflación rectal. Algunos miembros del segundo grupo también recibieron aplicaciones tópicas de ozono para tratar las úlceras de la piel, mientras que los pacientes del grupo de control recibieron medicamentos convencionales para la piel.

Los resultados demostraron que el promedio de tiempo para la resolución de la crisis de células hoz entre los tratados con ozono fue de la mitad que el del grupo de control. Además, la frecuencia y severidad de las crisis de dolor entre los pacientes que recibieron ozono disminuyó durante los seis meses siguientes en comparación con los miembros del grupo de control. Las úlceras de la piel, que son comunes entre los que padecen de anemia de células hoz, desapareció completamente entre los que recibieron ozono. Los resultados de esta sencilla y barata terapia fueron tan impresionantes que el Ministerio de Salud Pública de Cuba (MINSAP) aprobó más tarde la terapia de ozono como tratamiento estándar para la anemia de células hoz en todo el país[35].

Síndrome de disfunción inmunológica inducida por el silicón

El peróxido de hidrógeno intravenoso ha llegado a ser recientemente un elemento importante dentro del tratamiento holístico del síndrome de disfunción inmunológica inducida por el silicón, una enfermedad que afecta a un creciente número de las aproximadamente dos millones de mujeres que han recibido implantes de silicón en el pecho desde 1962. Aunque los síntomas puedan no aparecer durante años, se cree que este síndrome ocasiona varios problemas de salud como hipersensibilidad a los alimentos, productos químicos, moho y polvo; fatiga; problemas pulmonares; ansiedad y depresión; colesterol elevado; erupciones de la piel; pérdida de memoria y problemas gastrointestinales: Aunque no se cree que el silicón sea el único causante de estos males algunos médicos lo consideran como un aspecto importante dentro del ambiente total (incluyendo la contaminación, las medicinas y el estrés) que deprimen la respuesta inmunológica corporal general.

En la V Conferencia Internacional sobre Medicina Bio-oxidante de 1994, el especialista médico ambiental Stephen B. Edelson, doctor en medicina, informó de sus descubrimientos clínicos sobre pacientes que sufren de este síndrome. Les administró peróxido de hidrógeno intravenoso en un lapso de una a dos veces a la semana "con gran éxito" como complemento a la terapia médica holística que incluía la medicación tradicional, dieta, nutrición, ejercicio y otras modalidades. Calificó al peróxido de hidrógeno como "muy eficaz", particularmente para aliviar el dolor y los síntomas de fatiga crónica.

El Dr. Edelson cree que las terapias bio-oxidantes como la de peróxido de hidrógeno son muy útiles para tratar pacientes con síndrome de disfunción inmunológica inducida por el silicón, en las formas que siguen:

1. Mejoran la fosforilación (la fosforilasa es una enzima de la mitocondria, fuente de energía de las células relacionada con la síntesis de las proteínas y el metabolismo de los lípidos).
2. Destruyen las células-T viejas, que son reemplazadas por otras nuevas y sanas. Esto mejora la función inmunológica general.
3. Incrementan la tensión tisular hacia el oxígeno haciendo que las células sean más resistentes a la oxidación.
4. Ayudan a la regulación hormonal.
5. Ayudan a la regulación de los neurotransmisores.
6. Estimulan los sistemas enzimáticos.
7. Dilatan las arterias pequeñas, mejorando así la circulación.
8. Destruyen químicamente los lazos de unión de los polímeros del silicón, haciendo que sea más difícil para el silicón afectar al cuerpo.[36]

Aunque se necesitan llevar a cabo más estudios sobre los efectos de las terapias bio-oxidantes en este creciente problema de salud, los descubrimientos del Dr. Edelson revelan el valor potencial de estas terapias como parte de un acercamiento holístico para el tratamiento de la enfermedad.

Enfermedades de la piel

El Dr. S. L. Krivatkin presentó un "estudio preliminar" sobre 65 pacientes que padecían una de las más de trece enfermedades diferentes de la piel (como son: herpes zoster, herpes simplex, eczema, herpes progenitalis y pioderma), realizado en el Dispensario Dermatovenereológico de Rusia en Nizhny Novgorod (Gorky), en el XI Congreso Mundial del Ozono, en San Francisco, en 1993.

Se aplicó autohemoterapia menor con ozono en diferentes dosis y frecuencia de acuerdo con los síntomas del paciente. Además del ozono se administraron los medicamentos tradicionales a los diecinueve pacientes que padecían acné, eczema y alopecia, una calvicie anormal que afecta a diferentes partes del cuero cabelludo.

Los mejores resultados fueron los conseguidos con los pacientes que sufrían de herpes zoster. Desaparecieron todos los síntomas durante por lo menos seis meses en el 80 por ciento de los sujetos, con un promedio de tres meses en cuanto a la remisión del 20 por ciento restante que padecía herpes zoster. Un total de veinticinco de veintiséis pacientes de pioderma (una enfermedad de la piel que produce pus) experimentaron o una curación total o una considerable mejoría, y diecinueve pacientes quedaron en proceso de curación después de seis meses. Los dieciséis pacientes con eczema se curaron completamente o mostraron una marcada mejoría con un promedio de remisión del 50 por ciento después de seis meses. Al final de su presentación el Dr. Krivatkin comentó: "Esta investigación preliminar dermatovenereológica proporciona motivos suficientes para incluir el empleo de las terapias de oxígeno en la práctica dermatológica, ya que mediante la misma se obtienen resultados positivos gracias a su eficacia terapéutica, fácil de usar y segura."[37]

Pie de atleta

El pie de atleta es muy común en Cuba debido al clima tropical cálido y húmedo. Suele ser resistente a la medicación y tiende a regresar.

Se llevó a cabo un estudio con cien pacientes en el Policlínico Pasteur de La Habana, en el cual se aplicó a la mitad de los sujetos aceite de girasol ozonado tres veces al día sobre el área infectada, mientras que los otros cincuenta recibieron las medicinas anti-hongos tradicionales. Los síntomas desaparecieron completamente en un plazo de diez a quince días para el 96 por ciento de los pacientes que usaron el aceite ozonado, mientras que sólo el 20 por ciento del grupo de control se curaron después de quince días[38].

Herpes simplex

Además de su investigación pionera sobre los efectos del ozono médico en la hepatitis el Dr. Heinz Konrad de Brasil es considerado el primer médico que trató el herpes con ozono, compartiendo esta experiencia con otros médicos por primera vez en 1981. Su segundo estudio con herpes se realizó sobre veintiocho pacientes que padecían diferentes variedades de herpes simplex: veinte tenían herpes genital, cuatro padecían herpes cutáneo (de la piel), dos sufrían de herpes labialis (herpes en los labios) y otros dos de herpes en los ojos. La mayoría de ellos habían sido tratados sin éxito por otros médicos con diferente tipo de trapia.

El Dr. Konrad dio a todos los pacientes 9 ml de ozono en forma de autohemoterapia dos veces a la semana durante tres. La mayoría recibió seis tratamientos, aunque algunos pocos recibieron ocho o nueve tratamientos. Su progreso fue analizado durante dos años y medio después del tratamiento.

Los resultados del segundo estudio, presentado en 1982, fueron impresionantes, especialmente entre los pacientes que sufrían de herpes genital y cutáneo. Se informó de un "éxito rotundo" en el 85 por ciento de los pacientes con herpes genital, mientras el 15 por ciento mostró una mejoría parcial. Todos los pacientes de herpes cutáneo se recuperaron completamente. La mitad de los que tenían herpes labialis y la mitad de los que lo tenían en los ojos se recuperaron completamente, mientras la otra mitad experimentó lo que el Dr. Konrad llamó "éxito relativo"[39].

El Dr. R. Mattassi y sus socios de la División de Cirugía Vascular del Hospital Santa Corona en Milán, Italia, también estudiaron los efectos del ozono y el oxígeno en diferentes variedades de herpes.

En uno de los estudios trataron a veintisiete pacientes de herpes simplex labialis con inyecciones intravenosas de oxígeno y ozono. Todos los pacientes se curaron completamente después de un mínimo de una y un máximo de cinco inyecciones, con una recurrencia de sólo tres pacientes en los siguientes cinco años. Como suele suceder en la terapia de ozono no hubo efectos secundarios entre los participantes de dicho estudio[40].

Herpes zoster

El Dr. Mattassi y sus colegas también llevaron a cabo el tratamiento de treinta pacientes de herpes zoster en el Hospital Santa Corona de Milán. El herpes zoster es una enfermedad muy dolorosa que a menudo tarda varias semanas en sanar. Muchos pacientes tienen problemas para dormir y se sabe de algunos que han intentado suicidarse para evadir el intenso malestar.

En el estudio de Mattassi los pacientes fueron tratados diariamente con inyecciones intravenosas de oxígeno y ozono. Todos los sujetos experimentaron una completa remisión de los síntomas de las lesiones de la piel después de un mínimo de cinco y un máximo de doce inyecciones. En la mayoría de los casos el enrojecimiento local desapareció después de dos o tres días de tratamiento. No obstante, los cinco pacientes mayores de edad con herpes de largo plazo padecieron los dolores más de dos meses después de la terapia aunque los síntomas externos habían desaparecido[41].

En un estudio con una duración de un año, patrocinado por el Centro de Investigaciones Médico Quirúrgicas (CIMEQ) de La Habana, se trató a cinco adultos que padecían herpes zoster con una combinación diaria de aceite de girasol ozonado e inyecciones intramusculares durante el curso de quince días. Todos los pacientes notaron una marcada mejoría después de sólo tres aplicaciones y al final del tratamiento fueron clasificados como libres de síntomas. Las investigaciones subsiguientes realizadas un año después revelaron que no se había presentado ninguna recaída. Los investigadores concluyeron: "Podemos decir que se demuestra la superioridad del tratamiento con ozono sobre las terapias tradicionales. Su bajo costo y la fácil obtención y aplicación en los pacientes lo hacen ser seleccionado con preferencia sobre los demás métodos."[42]

En la presentación realizada en el Congreso Mundial del Ozono de 1983 en Washington, D.C., el Dr. Heinz Konrad hizo las siguientes observaciones sobre el tratamiento del herpes zoster con la terapia de ozono:

> Los pocos pacientes con herpes zoster que pude tratar desde el principio de la enfermedad experimentaron una recuperación relativamente rápida. Nunca se tomó más de 6 a 8 semanas para sanarlos y detener la terapia de ozono. Sin embargo, los pacientes que traté después de haber padecido de herpes zoster durante semanas o meses, e incluso años, necesitaron mucho más tiempo para sentirse mejor... Parece, por lo tanto, de suma importancia tratar a los pacientes de herpes zoster con ozono desde el comienzo de su enfermedad a fin de tener posibilidades de una recuperación *completa*.[43]

Verrugas

Las verrugas son un problema común de la piel ocasionado por un virus. Los médicos suelen tratar las verrugas cortándolas, quemándolas o con medicamentos. El peróxido de hidrógeno es un remedio muy poco conocido para eliminar verrugas sin dolor y para siempre. El médico alemán M. Manok describió el siguiente tratamiento para las verrugas con peróxido de hidrógeno de 30 por ciento en la revista *Hautarzt*:

> Se necesita una espátula pequeña afilada, no para cortar la verruga sino para abrir una incisión en la superficie. No se necesita llegar a la raíz lo que ocasiona sangre... Con un gotero ocular se vierte una gota de H_2O_2 del 30 por ciento dentro de la superficie abierta y se deja secar. Después de dos o tres días se frota la superficie seca y se vuelve a añadir otra gota de H_2O_2 : El número de veces que se tenga que repetir esta operación dependerá del tamaño de la verruga. Para verrugas de tamaño mediano se suelen necesitar de 4 a 5 aplicaciones. Las grandes necesitarán más. Con *Verrucae planea juvenilis* se necesitarán como máximo dos aplicaciones para que desaparezca sin dejar rastro. Es de

especial importancia que la verruga colono, que de otra forma sería muy difícil de eliminar, se puede tratar con éxito de esta forma. El dolor se detiene después de la primera o segunda aplicación. De esta forma el paciente no tendrá dificultades para caminar.[44]

Mordedura de serpiente

En 1983 el Dr. Robert A. Mayer, ratificó los efectos antitóxicos del ozono y el oxígeno en el Sexto Congreso Mundial del Ozono en Washington, D.C. Después de adquirir el veneno de cobra en el serpentarium de Miami, el Dr. Mayer lo inyectó en dos grupos de ratones (¡ningún ser humano se prestaría de voluntario para este experimento!). A un grupo se le administró el veneno solo mientras que al otro se le dio una inyección de veneno de cobra mezclado con gas de ozono. El grupo de control murió inmediatamente mientras que los ratones a los que se les inyectó veneno y ozono no mostraron evidencia de envenenamiento. En otra prueba se utilizó veneno de serpiente de cascabel con resultados similares.

El Dr. Mayer también informó del caso de un perro (afortunadamente no era un animal de laboratorio) que fue envenenado por una cascabel en una pata. Además de dos inyecciones intravenosas de ozono y oxígeno, se le aplicaron inyecciones similares alrededor de la herida. En un plazo de 36 horas el perro se recuperó completamente sin que apareciera ninguna infección en la pata ni en los nodos linfáticos durante los seis meses en los que el perro siguió en observación[45].

Trauma

Los investigadores del Centro de Ozonoterapia realizaron un estudio inusual sobre los efectos de la terapia de ozono en los pacientes que sufren de diversos traumas físicos en la unidad de cuidados intensivos del Hospital Nizhny Novgorod de Rusia. Los investigadores trabajaron con dieciséis pacientes pediátricos (entre los veinte meses y los catorce años de edad) que fueron admitidos en la sala de emergencias debido a diversas heridas causadas por explosiones, fuego, envenenamiento por monóxido de carbono, heridas de flecha y accidentes de automóvil. Todos los pacientes sufrían de daños patentes en la piel, tejidos suaves y/o huesos.

Durante un periodo de cuarenta y ocho horas se utilizaron una o más tipos de terapias de ozono según el caso. Éstas incluyeron pequeñas cantidades de ozono (2-5 microgramos por litro) añadido a oxígeno para inhalación terapéutica, cloruro de sodio ozonado, administrado intravenosamente, autohemoterapia mayor y agua ozonada aplicada tópicamente en las heridas. En los casos de heridas en el cuero cabelludo, fracturas abiertas, infecciones anaeróbicas, quemaduras y gangrena inicial se administró el ozono a través de una bolsa de plástico colocada alrededor de la herida. A veces el agua ozonada o el gas de ozono se inyectaron directamente en los huesos. Las víctimas de quemaduras fueron colocadas a veces en una tina de baño que contenía agua ozonada durante treinta o cuarenta minutos a fin de acelerar la curación de los tejidos dañados.

Los investigadores encontraron que el ozono aceleraba la curación de las heridas, reducía el dolor y prevenía la necrosis de los tejidos. Concluyeron que la terapia de ozono podría tener un valor significativo en los casos de trauma, especialmente en el tratamiento de pacientes con septicemia e infecciones anaeróbicas[46].

Generalmente no se recomienda el ozono para su inhalación. No obstante, los investigadores rusos encontraron que si se mezclan pequeñísimas cantidades de ozono con oxígeno puro puede ser inocuo y beneficioso en ciertos casos. En la actualidad se considera una terapia adjunta a las demás terapias en Rusia.

Úlceras varicosas

Las úlceras varicosas son llagas abiertas que surgen en las extremidades y que se encuentran principalmente entre los individuos que sufren de diabetes mellitus o venas varicosas. Las úlceras suelen infectarse y son difíciles de tratar.

En 1988 los científicos del Policlínico Pasteur de La Habana se preguntaron si las propiedades germicidas del aceite ozonado podrían estimular la regeneración tisular de los pacientes que sufrían de úlceras varicosas: la mitad de los pacientes fueron tratados con aceite de girasol ozonado y la otra mitad (el grupo de control) recibió las medicaciones tópicas tradicionales.

Todos los pacientes que usaron el aceite ozonado se curaron completamente en un plazo de quince a treinta días, mientras que la mayoría de los del grupo de control necesitaron un promedio de cincuenta y tres. Unos cuantos miembros del grupo de control no se recuperaron en lo que duró el estudio, que fueron 155 días. Además de su eficacia los investigadores notaron que los pacientes que recibieron terapia de ozono no requirieron de hospitalización ya que el aceite se podía aplicar fácilmente en casa[47].

Curación de heridas

Un estudio anterior del Centro Médico de la Universidad Baylor, publicado en el *American Journal of Surgery*, analizaba la capacidad del peróxido de hidrógeno intraarterial para curar heridas, especialmente las causadas por el tratamiento de radiación para los carcinomas. En los cinco casos que se analizaban en el artículo los investigadores descubrieron que no sólo se curaban las heridas mucho más rápido y con menos formación de cicatrices, lo que normalmente se espera, sino que los tumores de los pacientes que recibían el peróxido de hidrógeno respondían más rápidamente a la radiación. Los investigadores atribuyeron esta aceleración en la curación a la superoxigenación con peróxido de hidrógeno del área irradiada. También señalaron que los pacientes que se utilizaron en el estudio no respondieron a las terapias convencionales para el tratamiento de sus heridas.

Asimismo, el artículo informaba cómo el peróxido de hidrógeno ayuda a acelerar la curación de otras heridas, incluyendo las úlceras persistentes de la piel (causadas por una radiación previa); el pie de atleta; las úlceras de los pies, piernas y mandíbula; las úlceras varicosas; úlceras diabéticas y osteomielitis (inflamación de los huesos) de la tibia; todas con éxito significativo[48].

TERCERA PARTE

EL PROTOCOLO HOLÍSTICO

Las terapias bio-oxidantes son parte integral de la aproximación holística a la salud. Ayudan al cuerpo a oxidar los virus y bacterias junto con las células tisulares débiles y enfermas para que las más fuertes y sanas puedan reemplazarlas.

Aunque el uso del ozono y el peróxido de hidrógeno por sí mismos ha logrado resultados importantes (los médicos cubanos, por ejemplo, suelen usar ozono para tratar a sus pacientes), un creciente número de practicantes de las terapias bio-oxidantes reconocen el valor de la aproximación holística a la salud, la cual enseña que para curar al paciente se debe ver al mismo como un todo que incluye el cuerpo físico, la mente y el espíritu. Janet F. Quinn, doctora en medicina, R.N., dice en su ensayo "The Healing Arts in Modern Health Care":

> La perspectiva de la salud holística reconoce la unidad e integridad fundamental del individuo y su interacción con el ambiente. Cuerpo-mente-espíritu son dimensiones inseparables e interdependientes de un mismo ser. Toda conducta, incluyendo la salud y la enfermedad, es una manifestación del proceso vital de la persona global.[1]

Pensando que todos los aspectos de una persona están interrelacionados y que cada uno tiene impacto en los demás, los médicos holísticos abordan la dieta, la nutrición y el ejercicio en conjunto con el bienestar mental, emocional y espiritual.

El Dr. John C. Pittman es un buen ejemplo de médico holístico que trabaja principalmente con pacientes infectados con VIH y SIDA. Es defensor acérrimo de las terapias bio-oxidantes y ha creado el siguiente "Protocolo para VIH/SIDA", destinado a ayudar en la curación de muchos aspectos del paciente como ser humano:

1. *Ozono intravenoso*: Se empieza con pequeñas cantidades en baja concentración y se incrementa gradualmente según la tolerancia sobre una rutina casi diaria.
2. *Peróxido de hidrógeno intravenoso*: Se aplica una solución diluida de dos a tres veces por semana.
3. *Vitamina C intravenosa*: Se administran 70 gramos junto con otras vitaminas, minerales y agentes antivirales de una a dos veces a la semana.
4. *Chelación EDTA*: Se usa la mitad de la dosis estándar de EDTA, un aminoácido sintético. Esto implica una serie de infusiones intravenosas que contienen EDTA y otras sustancias.
5. *Oxigenación externa*: Se usan dispositivos que pulverizan agua caliente ozonada, seguidos de un baño con una alta concentración de peróxido de hidrógeno.
6. *Cámara de oxígeno hiperbárico*: Se utiliza inmediatamente después de una infusión de ozono, ya sea por insuflación rectal, autohemoterapia o aplicación intravenosa.
7. *Desintoxicación intestinal y metabólica*: Tres días de ayuno con complementos alimenticios combinado con un limpiador intestinal e irrigaciones colónicas.
8. *Dieta de alimentos crudos y vivos*: Incluye bebidas verdes (como el jugo de germen de trigo y espirulina) para estimular la trayectoria de las enzimas.
9. *Complementos alimenticios*: Se administran grandes cantidades de antioxidantes, aminoácidos con sulfuros, hierbas específicas para estimular el sistema inmunológico y ácido hidroclórico para mejorar la digestión.
10. *Ejercicio*: Ejercicios aeróbicos diarios para elevar el pulso cardíaco y mejorar la irrigación de oxígeno a los tejidos.[2]

En los cinco capítulos siguientes examinaremos diversas aproximaciones naturales a la salud que pueden complementar las terapias de ozono y peróxido de hidrógeno. Usando materiales de diversas fuentes —con un énfasis especial en el trabajo de los practicantes de terapias bio-oxidantes— realizaremos un examen de la limpieza corporal, la dieta, la nutrición, el ejercicio aeróbico y la respiración así como el bienestar mental, emocional y espiritual.

8

LIMPIEZA CORPORAL

El cuerpo está diseñado a la perfección como organismo que efectúa su propia autolimpieza. Elimina las toxinas eficazmente valiéndose de la exhalación del aire, estornudando, tosiendo, vomitando, a través de la evacuación de los intestinos, la orina, el sudor y ocasionalmente formando abcesos y granos. En teoría el cuerpo debería ser capaz de eliminar todas la materias residuales del metabolismo normal así como las materias tóxicas que se introducen en el cuerpo mediante la respiración, la comida y otros medios de contacto con el ambiente.

Desgraciadamente nuestro estilo de vida moderno suele hacer más difícil que el cuerpo realice sus funciones naturales eficientemente. La falta de ejercicio, mala alimentación o el exceso de la misma, fumar, la contaminación ambiental, los pesticidas de los alimentos y la tensión de la vida diaria resultan cargas extras para el cuerpo dificultando la eliminación eficaz de la toxinas. Esto resulta más cierto en el caso de que una persona esté ya de por sí enferma y se intoxique al cuerpo con medicamentos, radiación o quimioterapia.

El peróxido de hidrógeno y el ozono son poderosos oxidantes. Aunque las docenas de estudios citados en este libro testifican sus cualidades sanitarias, las terapias bio-oxidantes pueden ocasionar ciertos problemas también: la oxidación acelerada de virus, bacterias, hongos, células enfermas y otras sustancias que el cuerpo ya no necesita puede ocasionar un residuo tóxico en el cuerpo que no se puede eliminar eficazmente.

La limpieza corporal puede servir para dos propósitos principales: Primero, ayudar al cuerpo a liberarse de su carga tóxica, esto favorecerá la capacidad del mismo para realizar sus funciones normales de eliminación de modo más eficaz. Segundo, prevenir la sobrecarga de toxinas, la cual puede conducir a un malestar e incluso enfermedad desde que ocurre. En las páginas siguientes examinaremos diversos métodos de limpieza corporal. Algunos se pueden llevar a cabo fácilmente en casa, mientras que otros requieren de la guía o asistencia de un médico cualificado.

Limpieza intestinal

La limpieza intestinal es un complemento importante a las terapias bio-oxidantes. Médicos como Frank Shallenberger y John C. Pittman insisten en llevar a cabo regímenes de limpieza intestinal antes de empezar a tratar a sus pacientes con SIDA con ozono.

Los defensores de la limpieza intestinal creen que es posible que a través de los años la materia tóxica se acumule en el colon y el intestino delgado. La materia fecal estancada y la mucoide (definida por Robert Gray como "cualquier sustancia viscosa, pegajosa que se origina en el cuerpo con el propósito de acarrear las sustancias y eliminarlas en suspensión"[1] como las heces) tiende a crecer y contaminar nuestro ambiente interior a través del intestino. El estreñimiento ha alcanzado proporciones epidémicas en las naciones industrializadas, y problemas como la diverticulitis y espasmos de colon, entre otros, pueden deberse aun colon sucio y congestionado. La dificultad para asimilar los elementos nutritivos, la fatiga y los dolores de cabeza también pueden ser ocasionados por un crecimiento de toxinas dentro de los intestinos.

Existen varios métodos de limpieza intestinal naturales y seguros que incluyen la ingestión de cascarillas de psyllium de alto contenido de fibra u otras sustancias naturales como Kalenite, pectina o agar, las cuales se pueden encontrar en cualquier tienda de alimentos naturistas.

También existen docenas de plantas que pueden ayudar, de modo natural, a la evacuación, suavización o disolución de la materia estancada o la mucoide de los intestinos. Según lo dicho en *The Colon Health Handbook* (véase guía de recursos), éstas pueden ser aloe, agracejo, corteza de arrayán, uvas, pamplina, raíz de goldenseal, plankton de espirulina y raíz de Yellow Dock[2]. Muchas de ellas se pueden tomar en infusión. También es posible comprar preparados comerciales de diversas hierbas que trabajan sinergísticamente para ayudar a limpiar el colon. Se encuentran en muchas de las tiendas naturistas.

Un enema es otro método natural de limpieza del colon. Hay muchos tipos de enemas incluyendo los enemas de café, los de ajo y clorofila y los fabricados con jugo de germen de trigo mezclado con agua. La idea es tomar la máxima cantidad posible de líquido dentro de las secciones más altas del colon a fin de recibir el máximo beneficio. Hay capítulos sobre edemas en varios libros escritos por defensores de la alimentación a base de productos vivos como es Ann Wigmore, con su libro *Be Your Own Doctor*, así como el de Mark Konlee *AIDS Control Diet* (véase guía de recursos). Especialmente centrado en el SIDA, el libro de Konlee ofrece muchos consejos valiosos para los que estén interesados en la consecución de una salud óptima mediante métodos naturales.

La irrigación colónica es una manera más intensiva de limpiar el intestino grueso. Este tipo de limpieza consiste en que circule agua a través del colon bajo una presión suave. La basura del colon sale al exterior gracias al agua. En este método debe usarse un dispositivo manejado únicamente por un terapeuta de colon certificado. Muchos de ellos son miembros de la Asociación Americana de Terapeutas del Colon.

A pesar de ser inocuos y sin dolor muchos métodos de limpieza intestinal y de colon pueden llegar a eliminar "bacterias amistosas" del intestino junto con la materia fecal estancada y la mucoide. Se recomienda complementar la dieta con ácidofilus (disponible en tiendas naturistas) para restaurar el nivel saludable de flora intestinal.

Terapia de jugos

El uso del jugo fresco ha sido recomendado por los médicos naturistas durante más de sesenta años. En la famosa Clínica Gerson de México, los jugos frescos en grandes cantidades han constituido un importante componente del protocolo holístico para el cáncer durante más de cuarenta años[3]. Mucha gente también usa los jugos naturales frescos como parte de un tratamiento holístico para el SIDA. Los jugos enlatados o embotellados se consideran de poco valor dentro del régimen de limpieza corporal debido al procesado y almacenado que les roba las vitaminas esenciales y enzimas importantes para la curación.

Además de proporcionar cantidades concentradas de vitaminas, minerales y enzimas de fácil digestión, muchas frutas y verduras contienen propiedades medicinales. Las manzanas, por ejemplo, son un suave laxante mientras que las zanahorias —además de ser ricas en el antioxidante betacaroteno— son un purificador natural y un limpiador suave de los intestinos.

Los jugos que se recomiendan más a menudo para la limpieza intestinal son el de zanahoria (solo o mezclado con pequeñas cantidades de apio, espinacas o betabel) y el jugo fresco de manzana, al que se deben añadir unas cuantas zanahorias u hojas de lechuga. Mark Konlee recomienda un jugo compuesto de endibia, perejil, lechuga romana, puntas de zanahoria, hojas verdes de betabel y apio para la gente infectada con VIH. Se recomienda media taza de jugo de col tres veces al día para sanar las membranas mucosas y ayudar a restaurar la viabilidad del tracto gastrointestinal[4].

Las frutas y verduras se deben lavar cuidadosamente antes de colocarlas en el extractor de jugos. Se deben usar productos cultivados orgánicamente siempre que sea posible porque éstos están libres de los productos químicos pesticidas y fertilizantes, que liberan radicales libres. Suelen costar un poco más caros pero vale la pena el gasto extra.

Es necesario decir que los jugos deben consumirse poco después de que se preparen. Si son parte de un régimen de limpieza corporal se deben tomar todas las veces que se pueda durante el día. Se recomienda tomar una cuarto de litro o más al día para la gente que padezca una enfermedad grave como el cáncer o el SIDA. Afortunadamente estos jugos son deliciosos y la mayoría los tolera fácilmente.

Algunas personas rechazan por completo los "jugos de preparación rápida" y consumen nada más que los frescos y naturales durante varios días; otros toman dos o tres vasos grandes de jugo fresco al día además de sus comidas regulares. Si le interesan los jugos frescos piense en la idea de conseguir un extractor bueno y confiable. Existen algunos libros excelentes acerca de los jugos (que contienen recetas para diversos problemas de salud). Algunos de ellos están registrados en la lista de la sección de guía de recursos de este libro.

Ayuno

El ayuno terapéutico es un método antiguo de purificación corporal muy popular desde los tiempos bíblicos. Aunque el organismo humano puede vivir sin aire durante unos cuantos minutos y sin agua durante unos días, se sabe que puede pasar sin comer durante varios meses. El ayuno —especialmente cuando se combina con uno de los métodos de limpieza de colon explicados antes— puede capacitar al cuerpo a descargar toxinas acumuladas durante años.

Hay muchos tipos diferentes de ayuno. Algunas personas toman nada más que agua pura durante el ayuno, mientras que otras ayunan con caldos de verduras, tés herbales o ciertas frutas, como las uvas. Los ayunos pueden durar desde un día hasta varias semanas o más. Mientras que un ayuno a base de jugos solo de un día de duración es seguro para la mayoría de las personas, el ayuno con agua sola o durante periodos de más de un día se debe emprender solamente bajo la supervisión de un profesional médico cualificado. El ejercicio ligero y la respiración rítmica y profunda se suelen recomendar junto con el ayuno ya que tiende a hacer que el proceso del ayuno sea más fácil. Como suele ocurrir que durante el ayuno surjan ganas de comer, se debe evitar ver a los demás comer durante el periodo de ayuno. El famoso médico naturista suizo Alfred Vogel ofrecía la siguiente advertencia en su libro *The Nature Doctor*:

> Durante el ayuno se deben mantener el ritmo de actividad normal y el descanso adecuado. Todos los extremos son malos y hay que evitarlos. Por ejemplo, no se pase el día en el sofá o en la cama con la creencia errónea de que así conservará la energía mientras no coma. Por otro lado, no se ponga a hacer deportes pesados o largas caminatas porque esto no le traerá nada bueno. El equilibrio entre la actividad y el descanso durante el ayuno le dará más vitalidad y nuevos fundamentos para la salud y el bienestar.[5]

Frotación de la piel

Todo el mundo sabe que la piel es el órgano más extenso del cuerpo humano pero la mayoría ignora que es el medio principal por el cual se eliminan las toxinas del organismo cada día, principalmente gracias al sudor. El frotar la piel con una esponja natural conocida como lufa o una hecha de tejido fuertemente fruncido ayuda a estimular la piel y a eliminar las células muertas de la piel. Otro buen limpiador de la piel es una brocha hecha de fibras vegetales naturales. El método preferente es frotar la piel con masajes largos en dirección al corazón. Se debe evitar frotar la cara. El frotamiento de la piel es una experiencia vigorizante y se puede hacer de forma suave pero firme. Una frotación de la piel en la mañana antes de la ducha y una al acostarse resulta placentera y ayuda a la piel a cumplir con su misión vital de eliminación.

La Dra. Juliane Sacher de Frankfurt ofrece las siguientes sugerencias para ayudar tanto a suavizar la piel como para facilitar la eliminación de las toxinas mediante la misma:

> Se toma una taza de aceite de oliva y se calienta hasta que una gota de agua "explote" al contacto con el aceite. Se deja enfriar a la temperatura corporal y se frota en todo el cuerpo. Lávese el aceite y después descanse. Aunque aplicarse aceite de oliva pueda ser muy divertido (especialmente cuando se hace junto con la pareja), la Dra. Sacher recomienda que no se debe hacer más de dos veces al año.[6]

Saunas y baños de vapor

Sanadores de todo el mundo han recomendado el uso terapéutico de los baños de vapor y las saunas. Han constituido parte integral del estilo de vida saludable entre rusos, escandinavos, árabes e indios americanos durante cientos si no miles de años. Mi abuelo, que era nativo de Odessa en el Mar Negro solía ir a unos antiguos *banya* rusos en la parte inferior del lado este de Manhattan por lo menos una vez a la semana y le resultaba refrescante, relajante y vigorizante.

Las saunas y los baños de vapor aumentan el metabolismo del cuerpo. Nos hacen sudar y capacitan al cuerpo a eliminar las toxinas a través de la piel. También favorecen la descongestión, incrementan la circulación de la sangre y ayudan al sistema inmunológico a luchar contra las enfermedades elevando la temperatura corporal. Cuando se combinan con la ingestión de agua pura, jugos frescos y técnicas de frotación de la piel pueden resultar especialmente eficaces para la limpieza corporal.

Como con todas las técnicas de limpieza corporal la moderación es la clave. No pase más tiempo del que aguante dentro de una "habitación caliente"; con la práctica será capaz de permanecer durante un tiempo más prolongado. Aunque la mayoría de los clubs de salud mantienen altos niveles de limpieza dentro de sus saunas y salas de vapor, otros no. Como resultado las bacterias y hongos tienden a multiplicarse. Si usted sufre de un problema de salud relacionado con la inmunodeficiencia evite visitar las saunas y salas de vapor a menos que estén limpias y desinfectadas regularmente. Las personas que sufren de presión alta, corazón o enfermedades circulatorias deben consultar con su médico antes de usar un baño de vapor o una sauna.

La experiencia de la limpieza corporal: no siempre es agradable

Mucha gente juzga el proceso de limpieza corporal como "sucio" o "equivocado". La diarrea, por ejemplo, es una manera eficaz para que el cuerpo se libere rápidamente de las sustancias que son tóxicas o irritantes. Aunque muchos de nosotros no nos sentimos a gusto cuando experimentamos una diarrea ocasional, esencialmente es una función normal del cuerpo en su lucha por la salud.

Muchas de las técnicas mencionadas en este capítulo pueden lograr que el cuerpo experimente altos niveles de limpieza gracias a la evacuación. Podemos notar que el olor corporal se hace más fuerte, la orina puede cambiar sus características de color y las evacuaciones intestinales pueden ser más oscuras, fuertes, olorosas y frecuentes que las acostumbradas. Algunas personas pueden incluso experimentar náuseas, debilidad, fiebre y dolor de cabeza. Es práctico monitorear estas reacciones, pero también es importante respetar el proceso de evacuación del cuerpo. Aplicando cuidadosamente los principios de limpieza corporal descritos en este capítulo, estas reacciones deben ser mínimas y temporales.

9

Una dieta de oxigenación

Un creciente número de practicantes de terapias bio-oxidantes piensan que los cambios de la dieta y estilo de vida son necesarios para complementar el tratamiento de ozono y peróxido de hidrógeno y restaurar la salud a largo plazo. Aunque elegir la comida adecuada es una cuestión muy personal y ninguna dieta es la correcta para todo el mundo, este capítulo explorará los componentes de varios programas nutritivos generales que pueden complementar las terapias bio-oxidantes en la mayoría de los individuos. De vez en cuando se hará referencia a las personas que sufren de determinadas enfermedades, como el cáncer o el SIDA.

Recuérdese que el material proporcionado en este capítulo (como en todos los de esta sección) es *únicamente para su información*. Se debe consultar a un médico o nutricionista para establecer las necesidades alimenticias personales. Existen libros enteros dedicados al tema que se trata en este capítulo. Si está interesado en saber más acerca de una dieta específica o nutrición, consulte uno o más de los libros sobre el tema referidos en la sección de guía de recursos.

Una dieta de oxigenación

¿Qué tipo de dieta estamos buscando? Lo ideal sería intentar conseguir un programa alimenticio que satisficiera las siguientes necesidades:

1. Debe ser bajo en elementos que producen radicales libres y alto en los que nos protegen contra ellos y los destruyen.
2. Debe proporcionar las cantidades adecuadas de proteínas, carbohidratos, minerales y fibra.
3. Debe ser bajo en grasas, azúcar y sal.
4. Debe proporcionar oxígeno adicional al cuerpo, el cual ayudará a oxigenar los tejidos y otras células corporales.

Ya mencionamos que na de las principales fuentes de radicales libres son los contaminantes ambientales. Muchos de ellos provienen de lo que comemos y bebemos debido a los residuos de pesticidas integrados a ellos. Según el *Handbook of Pest Management in Agriculture*, en 1990 el incremento del uso de pesticidas en Estados Unidos había alcanzado la cifra del 3,300 por ciento desde 1945[1]. Puede ser peor en muchos países en vías de desarrollo.

A menos que poseamos un invernadero y podamos cultivar frutas y verduras orgánicas, no es fácil evitar completamente los pesticidas y otros contaminantes. Una forma sería comprar sólo alimentos cultivados orgánicamente, que están libres de los persistentes químicos pesticidas y fertilizantes. Aunque son algo más caros y a veces más incómodos de comprar que los del supermercado local, muchas personas piensan que vale la pena el esfuerzo debido a sus beneficios a largo plazo.

Otra manera de reducir nuestro consumo de pesticidas y otras sustancias que producen radicales libres en los alimentos es comer dentro de la escala inferior de la cadena alimenticia. Esta cadena se refiere a la serie de elementos vivos que se consideran ligados, porque cada elemento se come al inmediatamente inferior en la serie. Cuanto más arriba dentro de la cadena estemos mayores niveles de residuos de pesticidas encontraremos.

Por ejemplo, cuando ingerimos proteínas procedentes de la carne o los huevos de un pollo que comió cereales impregnados con pesticidas, estamos consumiendo una mucho mayor concentración de pesticidas que si consumiéramos las proteínas directamente de los cereales. Los huevos y productos lácteos contienen generalmente alrededor de las dos quintas partes de los residuos de pesticidas encontrados en la carne; las verduras contienen sólo una séptima parte como mucho: las frutas y legumbres contienen una octava parte mientras que los cereales tienen sólo una vigésimo cuarta parte de los residuos de pesticidas encontrados en la carne[2].

Nutrición antioxidante

Básicamente una buena dieta de oxigenación consiste en comer alimentos frescos, integrales y ricos en oxígeno, que también proporcionan una abundante cantidad de antioxidantes como son el beta-caroteno, la vitamina C y la vitamina E. Dependiendo de nuestra naturaleza estos antioxidantes o bien protegerán a las células de los daños de los radicales libres o servirán de limpiadores de basura que "barrerán" el exceso de radicales libres dentro del cuerpo.

Beta-caroteno

Las mejores fuentes de beta-caroteno son las zanahorias frescas, hojas verdes, los jugos (especialmente los de color amarillo como el de calabaza), boniato, camotes y brócoli. Las mejores fuentes dentro de las frutas son los melones, chabacanos y duraznos. Una de las mejores fuentes es el nori, una planta marina que se usa mucho en la cocina japonesa. Se puede encontrar en las tiendas de alimentos naturistas y almacenes orientales y se puede añadir en sopas y estofados. En el libro *Good Health in a Toxic World: The Complete Guide to Fighting Free Radicals*, Sara Shannon recomienda cuatro raciones de alimentos ricos en beta-caroteno al día, con un complemento alimenticio extra si es necesario[3]. Examinaremos los complementos alimenticios en detalle en el siguiente capítulo.

Vitamina C

Las mejores fuentes de vitamina C son los cítricos, tomates, fresas, verduras de hojas verdes, brócoli, coles de Bruselas, pimientos verdes y bayas de acerola. Se recomiendan tres raciones o más al día dentro de este grupo, aunque la mayoría de los médicos recomiendan complementos adicionales.

Vitamina E

Los aceites vegetales de presión fría o no refinados (como el de canola, oliva, girasol y soya) tienen un alto contenido de vitamina E. Los cereales integrales (incluyendo la avena y el arroz integral), alubias y otras legumbres, y las verduras de hojas verdes son buenas fuentes también. Sara Shannon recomienda una ingestión diaria de tres raciones de verduras de hojas verdes, dos de cereales y dos cucharadas de aceite vegetal no refinado. Como con la vitamina C, los terapeutas que trabajan en terapias bio-oxidantes suelen recomendar vitamina E extra.

Vitaminas del grupo B

La familia de la vitamina B está conformada por varias vitaminas que incluyen la B_1 (tiamina), B_2 (riboflavina), B_3 (niacina), B_6 (piridoxina), folacina (ácido fólico) y la B_{12} (cianocobalamina). A todas juntas se las conoce como complejo B. Las vitaminas del complejo B son necesarias para ayudar a la digestión apropiada y la eficaz utilización de los carbohidratos, además de ayudar a descomponer las proteínas para que puedan utilizarse en el organismo. También ayudan al crecimiento y mantienen el sistema nervioso en óptimas condiciones, lo cual es importante para la inmunoregulación. Se ha descubierto también que las vitaminas del complejo B son un co-factor antioxidante, lo cual significa que juegan un papel de apoyo para que los elementos antioxidantes citados anteriormente funcionen más eficazmente.

Las vitaminas del complejo B se encuentran en los cereales, frijoles y chícharos, semillas y nueces, especialmente en la avena, germen de trigo y cacahuates. También se encuentran en la levadura de cerveza, un producto altamente nutritivo asequible en muchas tiendas naturistas. Una dieta variada rica en estos alimentos ayuda a conservar la buena salud y complementa la mayoría de los programas de tratamiento bio-oxidantes.

Existen varios antioxidantes que actúan además como co-factores entre los que se encuentran el selenio y el zinc, así como el aminoácido glutation. Ya que mucha gente tiene deficiencia en estas sustancias, trataremos el tema en el siguiente capítulo sobre complementos de vitaminas y minerales.

Los nuevos cuatro grupos básicos

En 1956 el Departamento de Agricultura de Estados Unidos creó los famosos Cuatro Grupos Básicos de alimentos que suponían las bases de una alimentación saludable para los estadounidenses. Fueron creados bajo la influencia de los intereses de la carne y los lácteos, y hacían énfasis en el alto consumo de carne, huevos y productos lácteos, los cuales componían la mitad de los cuatro grupos. Debido a que los consumidores se fueron haciendo conscientes de los serios peligros del alto nivel de colesterol y la dieta alta en grasas que se derivaba de la dieta de los Cuatro Grupos Básicos, en 1990 fue reemplazada por la Guía de Alimentación para los Norteamericanos, que ampliaba los cuatro grupos a cinco. Sin embargo, este plan estaba influido también por los intereses de la carne y los lácteos y todavía ponía un énfasis especial en la dieta basada en los animales. Al año siguiente fue sustituida por la Pirámide Alimenticia, que hace un poco más de hincapié en los alimentos vegetales. Aunque la Pirámide Alimenticia representa un nuevo rumbo en relación a las recomendaciones anteriores, muchos nutricionistas progresistas piensan que todavía no es suficiente.

Un plan de alimentación más adecuado para complementar los beneficios de las terapias bio-oxidantes es el poco conocido de Los Nuevos Cuatro Grupos Alimenticios, creado por el Comité de Médicos para una Medicina Responsable (PCRM) de Washington, D.C. Se propuso por primera vez en 1991 y se considera como una "dieta óptima" que no solo proporciona la nutrición adecuada sino que en realidad ayuda a prevenir muchas enfermedades relacionadas con la alimentación, como son la hipertensión, el cáncer y la arteriosclerosis. Al igual que los cuatro grupos originales, estos nuevos son fáciles de recordar, pero hacen hincapié en los alimentos vegetales en vez de en los de origen animal. Este plan organiza cuatro grupos de alimentos primarios, junto con algunos "opcionales" que se pueden comer de vez en cuando[4].

Grupo I: cereales integrales
Este grupo incluye el pan, la pasta, cereales calientes y fríos, arroz, mijo, cebada, bulgur, alforfón, avena y tortillas. Estos alimentos pro-

porcionan carbohidratos complejos, proteínas, vitaminas del complejo B y zinc.

Se recomiendan cinco o más raciones al día dentro de este grupo. Se toma por una ración media taza de cereal cocinado, una onza de cereal seco o una rebanada de pan.

Grupo II: verduras

El grupo II incluye las verduras de hojas oscuras como col, col rizada, hojas de mostaza y nabo y las crucíferas como el brócoli, la col, coles de Bruselas y coliflor. Estas verduras son muy buenas fuentes de diversas vitaminas (especialmente vitamina C y riboflavina), minerales (particularmente calcio y hierro) y fibra comestible que a menudo faltan en las dietas estándares. Los vegetales de color amarillo (como las zanahorias, camotes, boniato y calabaza) también son excelentes fuentes de beta-caroteno.

De este grupo se recomiendan tres raciones o más diarias (una ración = una taza de verduras crudas o media de hervidas).

Grupo III: legumbres

Los chícharos secos, frijoles y lentejas son buenas fuentes de proteínas, fibra, hierro, calcio, zinc y vitaminas del complejo B. Los alimentos de esta categoría también incluyen la proteína de soya texturizada, leche de soya, tofu (queso de soya) y tempeh, hecho de soya fermentada. De este grupo se recomiendan de dos a tres raciones diarias (una ración = media taza de frijoles cocidos, cuatro onzas de tofu o tempeh, u ocho onzas de leche de soya).

Grupo IV: frutas

La PCRM recomienda todas las frutas, ingeridas lo más cerca posible de su estado natural. Los cítricos, jitomates (técnicamente una fruta) y fresas son de especial interés debido a su contenido de vitamina C, así como los melones y duraznos que tienen alto contenido de beta-caroteno.

Se recomiendan un mínimo de tres raciones diarias dentro de este grupo (una ración = una pieza mediana de fruta, media taza de fruta cocida o media taza de jugo de fruta fresco).

Alimentos opcionales

Para mortificación de la industria de la carne y los lácteos el Comité de Médicos para una Medicina Responsable colocó a la carne, el pescado y los productos lácteos (junto con las nueces semillas y aceites) dentro del grupo de Alimentos Opcionales que se usan como condimentos. Aunque no están prohibidos, el comité creyó que ya no se debían tener como el centro de atención para una dieta óptima, tal como sucedía en el pasado. El presidente del PCRM, el Dr. Neal Bernard, calificó el plan como una "propuesta modesta" que si se adoptaba podría hacer un gran impacto en la alta incidencia de Norteamérica de enfermedades de corazón y cáncer. Para encontrar más información sobre esta organización consulte la sección de guía de recursos de este libro.

Qué sugieren los médicos bio-oxidantes

Gran número de individuos que han trabajado en terapias bio-oxidantes (y pacientes que han pasado por las mismas) han dado su opinión fundada sobre la conveniencia de una guía alimenticia como complemento en el uso terapéutico del ozono médico y el peróxido de hidrógeno. No defendemos ninguna dieta en particular pero pensamos que varias son dignas de tener en consideración. Se complementan entre sí.

En su monografía *Workbook on Free Radicals Chemistry and Hydrogen Peroxide Metabolism*, el Dr. Charles H. Farr resume su consejo alimenticio en los siguientes puntos:

> Se debe recomendar a los pacientes que limiten su ingestión diaria de grasas y aceites (de todo tipo) a aproximadamente el 20-25 por ciento de su consumo calórico total. Deben evitar especialmente las grasas calientes, extraídas y refinadas que son ricas en peróxidos lípidos que son los precursores de los radicales libres. Los carbohidratos refinados como el azúcar deben ser evitados y sustituidos por los almidones complejos, no refinados, que contienen la fibra adecuada que se obtiene de los cereales integrales, las verduras y las frutas." [5]

En el libro *The Oxygen Breakthrough*, el Dr. Sheldon Saul Hendler recomienda una dieta "ideal" a su pacientes que está mucho más en armonía con los Nuevos Cuatro Grupos y las recomendaciones del Dr. Farr. La "dieta de alto contenido de oxígeno" del Dr. Hendler incluye lo siguiente:

- no más de 100 miligramos de colesterol al día
- no más del 20 por ciento de grasa, con mayor cantidad de poliinsaturados y monosaturados y menor cantidad de saturados
- al menos el 65 por ciento de carbohidratos, con énfasis en los carbohidratos complejos y no refinados
- del 12 al 15 por ciento de proteínas, basándose principalmente en las vegetales
- de 50 a 60 gramos de fibra[6]

En el Hospital Santa Mónica de México, el Dr. Kurt Donsbach ofrece las siguientes recomendaciones alimenticias (junto con un consejo amistoso) para ayudar a los pacientes a lograr un mayor nivel de salud y bienestar en el hospital y cuando regresen a su vida cotidiana en su hogar.

1. Comer un tazón de cereal de avena o de cereal integral cada mañana. (Basta decir que se evite el azúcar y los productos hechos de harina blanca en la medida de lo posible.)
2. Comer cuatro tazas de verduras al día, mitad de crudas y mitad de cocidas. Se sorprenderán de cuántas verduras diferentes existen. Pruébenlas todas.
3. Comer una taza de fruta al día, preferiblemente cruda, a menos que no se tenga disponible.
4. Comer sólo las siguientes grasas: mantequilla, aceite de oliva y de cacahuate.
   La margarina y los aceites insaturados son el peor alimento que se pueda ingerir. (El aceite de semilla de lino, embotellado dentro de una botella de color oscuro y metido en el refrigerador, es la única excepción; se puede usar de modo terapéutico una cucharada una o dos veces al día.)
5. Reducir el consumo de café a una taza diaria. Adquiera el hábito de tomar infusiones.

6. Comer la comida fuerte en el desayuno y el almuerzo y [comer] la más ligera en la cena. Esta es la regla más difícil de seguir para la mayoría de las personas.

7. Comer un mínimo de cinco raciones de pollo, pescado o pavo a la semana. Se puede comer ternera, vaca o puerco ocasionalmente. Si se es vegetariano, se deben comer semillas y nueces como complemento a la dieta. Los huevos y los lácteos se pueden utilizar según se desee.

8. No combinar frutas o jugos de frutas con proteínas concentradas (carnes, productos lácteos, huevos). Esto produce gases y malestar.

9. Comer cereales integrales, panes y panecillos frescos.

10. Utilizar una sal sazonada compuesta de potasio, sodio, calcio, magnesio, lisina y kelp como condimento.

11. Ser positivo y feliz cuando se come. Su sistema digestivo funcionará mejor.[7]

La "dieta para el control del SIDA"

La sexta edición del libro *The AIDS Control Diet* edita una lista de "alimentos que curan"[8]. Aunque están destinados principalmente a las personas infectadas con VIH, estos alimentos son buenos para todo aquel que esté en proceso de curación a menos que algún médico se los prohiba. Muchas personas temen que una dieta saludable sea limitada, pero, como veremos en las siguientes dietas, esto no necesariamente se cumple.

Verduras

Dentro de la dieta para el control del SIDA se permiten toda clase de verduras excepto la lechuga iceberg, y los jitomates y pepinos se deben tomar muy de vez en cuando. Las verduras que aparecen en *cursivas* se deben comer crudas; muchas de ellas se pueden tomar en ensaladas o jugos frescos.

Los germinados (incluyendo *germen de trigo*, rábano y alfalfa), *alcachofas*, *espárragos*, aguacate, tallos de bambú, pimiento banana, *endibias*, escarola, *perejil*, lechuga de Boston, *hojas de diente de león*, *hojas de betabel, betabel,* germinados de soya, *col,* hojas de col rizada, bok choy, *brócoli,* coliflor, col china, kale, kohlrabi, *zanahorias,* apio, berenjena, *ajo, cebolla, jalapeños, poros,* okra, aceitunas, papas, camote, nabos de Suecia, nabo, *chícharos, ejotes, rábanos,* pimiento rojo, kale marino, challote, *espinacas,* calabaza, *cardo suizo* y *hojas de nabo.* También se recomienda la chucrut.

Las mejores fuentes de carbohidratos son las papas hervidas, nabos de Suecia, nabos y calabazas, mientras que las zanahorias y la betabel son las mejores para comer crudas.

Alimentos con alto nivel de contenido de proteínas

La gelatina (animal o vegetal); leche de soya mezclada con piña, kiwi o papaya fresca y/o jugo de limón; sopa de chícharos, sopa de lentejas, chili vegetariano; leche de almendras; leche de semillas de calabaza y yoghurt entero. Se recomiendan como suplemento diez o más gramos de levadura de cerveza seca, jugo de hojas de cebada o jugo de germen de trigo. La crema de queso cottage, sopa de alubias, alubias de lima cocinadas, sardinas en lata y salmón de lata se pueden utilizar con moderación.

Grasas y aceites que curan

El aceite de oliva y la mantequilla. Una o dos cucharadas de aceite de linaza pueden usarse mezclándolo en las ensaladas y con papas cocidas.

Sazonadores

Pimentón, vinagre de sidra de manzana y tomillo, así como las mezclas sazonadoras naturales comerciales como Spike. La sal marina y la pimienta negra se pueden usar con moderación.

Granos libres de gluten

El arroz (blanco o integral), galletas crujientes de centeno y productos hechos con maíz, quina, amaranto, alforfón, mijo, espelta, kamut u otros granos que no contengan gluten.

Frutas

Limones crudos, limas, toronjas, kiwi, papaya, piña y compota de manzana sin endulzar se recomiendan en cantidades ilimitadas, mientras que se sugiere tomar un máximo de una ración diaria de las demás frutas.

Endulzantes

Miel cruda sin filtrar, sucanat, azúcar de caña, azúcar moreno, azúcar de dátiles y melaza de blackstrap se deben usar con moderación.

Bebidas

Se recomienda el agua filtrada, de manantial y mineral en vez del agua municipal. Los tés herbales como el de escaramujo se recomiendan entre comidas. El té verde (disponible en tiendas orientales) es un excelente curativo con propiedades antioxidantes.

Dieta de alimentos crudos y vivos

Ann Wigmore, D.D., N.D., era muy conocida dentro de la comunidad holística gracias a su aproximación radical a la autocuración de las personas que padecen de cáncer, corazón, cándida, diabetes, SIDA y otras enfermedades "incurables" mediante la nutrición a base de plantas en el nivel inferior de la cadena alimenticia. Tomando como base la suposición de que los alimentos crudos, no cocinados, fermentados o germinados son más fáciles de digerir, no tienen aditivos químicos y contienen un mínimo de pesticidas (ya que se encuentran en las escala inferior de la cadena alimenticia), la dieta de alimentación de "la Dra. Ann" incluye frutas y verduras frescas, semillas, granos y nueces. Los métodos de preparación incluyen los jugos, geminados, fermentos y mezclas ligeras. Ella pensaba que las comidas preparadas de esa forma permiten que las células corporales absorban completamente la fuerza vital que producen las enzimas de los alimentos vivos, muchos de los cuales, por coincidencia, contienen peróxido de hidrógeno. Muchos de los alimentos vivos se pueden cultivar en casa como los germinados y brotes.

En su libro *Overcoming AIDS* (véase guía de recursos) Wigmore enumera los que ella llama "alimentos más importantes para la salud total":

Hojas verdes: Girasol, col, alforfón, diente de león, berros, perejil, lamb's quarters.

Verduras de tierra: Maíz, pimiento rojo, apio, rábano, calabacitas, calabaza de verano, hongos o champiñones.

Alimentos fermentados: Coliflor, betabel, zanahorias, rejuvelac (una bebida hecha de agua con semillas de germen de trigo que, después de varios días, se puede filtrar y consumir).

Frutas: Sandía, manzanas sin piel, duraznos, higos, dátiles, aguacate, jitomate, plátano.

Granos: Centeno, mijo, maíz, trigo.

Proteínas: Almendras, piñones, pepitas de girasol.

Germinados: Alfalfa, alholva, mung bean, rábano.

Algas: Dulse.[9]

El punto de vista de Ann Wigmore era una separación radical de la dieta estándar, en la cual los productos animales, los alimentos procesados, las comidas cocinadas y el azúcar y la sal se consumen en cantidades excesivas. Aunque su dieta es decididamente no convencional, muchos médicos holísticos creen que es proba-blemente la mejor si se quiere hacer cambios importantes en la vida como parte de un proceso curativo: vivir de modo más sencillo, liberar el cuerpo de toxinas, aumentar el poder curativo natural del cuerpo y consumir sólo los alimentos más puros y frescos. Aunque algunos piensan que una dieta de alimentos totalmente crudos es demasiado extremista, ciertos aspectos de esta dieta se pueden integrar en el plan personal de la dieta de cada uno. Dos de los libros de Ann Wigmore (que incluyen muchas recetas), así como la dirección de su centro de curación están incluidos en la sección de guía de recursos.

10

COMPLEMENTOS NUTRITIVOS
Y HIERBAS CURATIVAS

En un mundo ideal la suplementación de los alimentos no debería ser necesaria. Estaríamos tan compenetrados con nuestro cuerpo que instintivamente sabríamos lo que necesitamos comer y en qué cantidad. Nuestros alimentos crecerían de modo natural orgánico bajo condiciones climáticas ideales, recogidos del jardín o de un huerto no muy lejano y se comerían en su estado natural en un plazo de pocas horas o días después de haberlos recolectado.

La realidad es muy diferente. En la mayor parte no solemos tener ni la más ligera idea de lo que debemos comer, ni en qué cantidad. Muchos productos se recolectan semanas antes de estar maduros, a menudo se transportan a largas distancias (a veces a través de todo el mundo) y están sujetos a semanas o meses de almacenamiento. Muchos de nuestros alimentos enlatados y empaquetados tenían vitaminas, minerales y enzimas esenciales que desaparecieron durante el proceso de conservación. En el momento que se sirven en la mesa muchos de los alimentos que comemos tienen menos elementos nutritivos que los que tenían originalmente. Por ello, cada vez más nutriciólogos recomiendan complementos alimenticios para proporcionar una "seguridad" a fin de evitar las deficiencias de vitaminas y minerales y las enfermedades que ellas causan.

Aunque las dietas bio-oxidantes descritas en el capítulo anterior (junto con la amplia gama de complementos de multivitaminas y minerales que se pueden ingerir a diario y que contienen ingredientes con actividad antioxidante) están destinadas a proporcionar la nutrición adecuada bajo circunstancias normales, las personas que padecen de enfermedades graves suelen requerir elementos adicionales que ayuden a fortalecer su sistema inmunológico y optimicen los beneficios de las terapias bio-oxidantes.

Este capítulo no es un curso de nutrición. Su propósito es introducir y discutir algunos de los complementos alimenticios y hierbas que se suelen usar para aumentar los beneficios de las terapias bio-oxidantes. Aunque obtuve algunas referencias de las publicaciones nutricionales de uso general, también confié en la experiencia clínica de los dietistas, médicos y otros profesionales de la salud que trabajan en los aspectos nutricionales de la curación. Espero que este capítulo le inspire a buscar una comprensión más completa del papel de las vitaminas y minerales dentro del proceso curativo. Además incluyo varios libros en la sección de guía de recursos que proporcionan información más amplia.

Aunque los complementos se pueden usar como suplementos diarios de la dieta no se suelen recomendar dentro de las horas siguientes a una terapia bio-oxidante, especialmente el peróxido de hidrógeno intravenoso, a menos que así lo disponga el médico. También es importante recordar que "más" no siempre es mejor. El exceso de ciertas vitaminas y minerales pueden ocasionar en realidad una disminución de la función del sistema inmunológico.

En el contexto de este libro la meta principal de los complementos alimenticios es la de proporcionar la cantidad adecuada de antioxidantes para ayudar a limpiar el exceso de radicales libres y proteger las demás células del peligro de los mismos. Los tres elementos más importantes son el beta-caroteno, la vitamina C y la vitamina E. Para obtener el máximo beneficio es importante tomar estos antioxidantes juntos porque producen efectos sinergísticos; funcionan más eficazmente como grupo que por separado.

Como guía de referencia general la lista de la tabla 10.1 relaciona la RDI [*Reference Daily Intakes* (Referencia de Toma Diaria)] (antes conocida como RDA [*Recommended Daily Allowances* (Cantidades Recomendadas Diariamente)] de las principales vitaminas y minerales

Tabla 10.1. Referencia de Toma Diaria de Estados Unidos para adultos y niños de cuatro años en adelante.

Vitamina A .... 5,000 UI
Vitamina C .... 60 mg
Tiamina (vitamina B_1) .... 1.5 mg
Riboflavina (vitamina B_2) .... 1.7 mg
Niacina (vitamina B_3) .... 20 mg
Piridoxina (vitamina B_6) .... 2 mg
Cianocobalamina (vitamina B_{12}) .... 6 mcg
Ácido fólico (folacina) .... 400 mcg
Viamina D .... 400 UI
Vitamina E .... 30 UI
Fósforo .... 1 g
Calcio .... 1 g
Hierro .... 18 mg
Yodo .... 150 mcg
Magnesio .... 400 mg
Zinc .... 15 mg
Cobre .... 2 mg
Biotina .... 300 mcg
Ácido pantotéico .... 10 mg

Fuente: Ministerio de Estados Unidos para la Alimentación y las Medicinas, Código de Regulación Federal 101.9, 1973.

Nota: UI = Unidades Internacionales, g = gramos, mg = miligramos (1/1000 de un gramo) y mcg = microgramos (1/1000 de un miligramo).

según lo que determina la Administración de Estados Unidos de Alimentos y Medicinas y el Consejo Nacional de Investigación de Estados Unidos. Estas estimaciones, que cambian de vez en cuando, están basadas en las cantidades de nutrientes necesarias para prevenir deficiencias tanto en niños como en adultos. Muchos críticos piensan que la RDI es aún demasiado baja para ayudar a lograr una salud óptima y que se debería tomar más bien como una guía de mínimos de consumo en lugar de como la nutrición ideal.

Beta-caroteno

El beta-caroteno es un precursor de la vitamina A, lo que significa que debe encontrarse para que se forme la vitamina A. Promueve el crecimiento y la curación de las heridas y previene la ceguera nocturna y las enfermedades oculares. También es importante para la salud de la piel y los huesos y ayuda a mantener el bienestar del tracto respiratorio, la garganta y la región bronquial. Se encuentra fundamentalmente en todas las verduras amarillas y verdes, especialmente la calabaza, las zanahorias y camote rojo, así como en los duraznos y melones.

Para un peso adulto normal de 70 kilogramos, la Referencia de Toma Diaria, determinada por la Administración de Estados Unidos para la Alimentación y las Medicinas, es de 5,000 Unidades Internacionales (UI) de vitamina A, ó 3 miligramos de beta-caroteno. Como parte de un programa curativo, se recomiendan entre 5,000 y 10,000 UI (6 mg). Mayores cantidades terapéuticas pueden ser tóxicas para ciertos individuos y se deben tomar sólo bajo supervisión médica.

Vitamina C

La vitamina C es importante para mantener sanos los dientes y las encías. También sirve de apoyo para el sistema inmunológico y es el factor principal para prevenir los resfriados. La vitamina C es responsable de la salud y mantenimiento del colágeno en los dientes, huesos, piel, capilares y tejidos conectores y ayuda a desintoxicar el cuerpo en casos de envenenamiento. Se conoce como la "vitamina protectora" y juega un papel esencial en la protección de las células y en la prevención de daño en los tejidos a causa de los radicales libres. Por ello, algunas personas piensan que previene las enfermedades asociadas con el daño de los radicales libres, incluyendo las enfermedades de corazón y el cáncer. Además de en las bayas de acerola, la vitamina C se encuentra en los cítricos y en muchas verduras.

La Referencia de Toma Diaria es de 60 miligramos, lo que muchos médicos consideran inadecuada. Para proteger el cuerpo del daño de los radicales libres se suele recomendar una dosis de 1,000 mg (1 gramo) de vitamina C, mientras que se sugiere de 1 a 3 gramos al día para las personas que tienen una enfermedad grave como el cáncer o el SIDA. Algunos médicos recomiendan incluso más. El protocolo para el VIH/SIDA del Dr. John Pittman incluye 70 gramos de vitamina C intravenosa (junto con otras vitaminas, minerales y agentes antivirales) una o dos veces por semana[1].

Vitamina E

Ya que la vitamina E mejora la circulación y ayuda a prevenir los coágulos de sangre, ha obtenido mucha fama en su papel de ayuda para reducir el riesgo de enfermedades de corazón. También es importante para la curación de heridas, quemaduras, cicatrices y otros problemas de la piel y ayuda a proteger el almacenamiento corporal de vitaminas A y D. Como poderoso antioxidante, la vitamina E actúa como barredor de los radicales libres. Se encuentra principalmente en los aceites vegetales, germen de trigo, verduras de hojas verdes, huevos y mantequilla.

La RDI de la vitamina E es de 30 Unidades Internacionales. Sin embargo, muchos médicos holísticos que trabajan con las terapias bio-oxidantes y especialistas de corazón progresistas piensan que la vitamina E puede reducir el riesgo de ataques de corazón y recomiendan 400-800 UI diarias.

Vitamina B$_6$

La vitamina B$_6$, o piridoxina, es un factor antioxidante porque se sinergiza con las vitaminas A y E para ayudarlas a trabajar con mayor eficacia. Esta vitamina juega un papel importante a la hora de convertir las grasas, proteínas y carbohidratos en energía. También es importante para la glándula timo, la cual juega un papel crucial en la inmuno-regulación. Las principales fuentes de vitamina B$_6$ son germen de trigo, levadura de cerveza, granos enteros, cacahuates, plátanos y col.

La RDI para esta vitamina es de sólo 2 miligramos, aunque muchos piensan que 25 o más miligramos al día son muy valiosos para las personas que están sufriendo alguna enfermedad. La Dra. Julianne Sacher recomienda 20-60 miligramos al día a sus pacientes de VIH+/SIDA (en la tabla 10.2 se incluye su protocolo completo de complementos de vitaminas y minerales).

Los nutriólogos señalan que todas las vitaminas del complejo B deben tomarse en cantidades proporcionadas. Por ello, los complementos de vitamina B_6 deben tomarse como parte de una fórmula de multivitaminas generales o del complejo B.

Coenzima Q_{10}

La coenzima Q_{10} no es una vitamina sino una coenzima energética esencial para la producción de ATP (trifosfato de adenosina), o sea, energía celular. La coenzima Q_{10} ha sido tema de muchas investigaciones. Es un importante antioxidante que trabaja junto con la vitamina E en la eliminación de los radicales libres. Se suele recomendar a las personas que padecen enfermedades como el SIDA y fatiga crónica, y para ayudar a retrasar el proceso de envejecimiento.

La coenzima Q_{10} es sintetizada normalmente por el cuerpo, pero se cree que en las personas que se aproximan a la edad mediana se reduce considerablemente la producción de esta enzima. Aunque no existe RDI para esta sustancia, se considera adecuado un complemento diario de 10-30 miligramos.

Selenio

El selenio es uno de esos minerales "milagrosos" que se cree que protegen del cáncer, contraatacan la toxicidad de los metales pesados y disminuyen el proceso de envejecimiento. Como antioxidante y limpiador de radicales libres, el selenio se sinergiza con la vitamina E dentro del organismo para eliminar los radicales libres de modo más eficaz. El Dr. Hendler señala que el selenio "parece influir favorablemente en *todos* los componentes del sistema inmunológico"[2].

Este mineral se encuentra principalmente en el pescado, la carne y

Tabla 10.2 Recomendaciones de Complementos Alimenticios Diarios de la Clínica Sacher para personas con VIH/SIDA

Vitamina A .... 5,000-10,000 UI

Beta-caroteno ....25-100 mg

Vitamina C ....1-3 g

Vitamina E... 400-1,200 UI

Vitamina B_6...0-60 mg

Vitamina B_{12} ....25-100 mcg

Ácido fólico...5-15 mg

Selenio ....100-200 mcg

Magnesio... 500-2,000 mg

Calcio... 500-2,000 mg

Aspartato de potasio .... 500-1,200 mg

Aspartato de zinc..50-100 mg

Gluconato de cobre.................................200-600 mcg

N-acetil-L-cistina (un antioxidante)............ 300-1,200 mg

La Dra, Sacher también recomienda de 1 a 2 tabletas diarias de ferrum fosforicum D_6, que es un tipo especial de hierro disponible comercialmente en pequeñas cantidades, como muchos otros remedios homeopáticos. Sugiere que siempre que se ingiera hierro se deben consumir también antioxidantes.

Fuente: Vitamine, Mineralien und Spurenelemente bei HIV-Positiven und AIDS-Patienten *(Frankfurt: Sacher Clinic, 1993). Reimpreso por cortesía de la Dra. Julianne Sacher.*

las verduras, pero su presencia varía mucho según la región. Aunque no se ha establecido la RDI para el selenio, se recomiendan dosis de 50 a 200 microgramos como mantenimiento y protección. cantidades excesivas de selenio pueden resultar tóxicas.

Zinc

El zinc es otro mineral antioxidante de importancia. Es vital para la síntesis de las proteínas, la formación del RNA y el DNA, la eliminación del dióxido de carbono y la curación de las heridas. También mejora y mantiene la fluidez de las membranas celulares, lo cual ayuda a que se vuelvan más receptivas al oxígeno. Al igual que la vitamina B_6, el zinc es necesario para que la glándula timo fabrique células-T, así que se considera como un combustible inmunológico importante. Esta es una de las razones por las que muchos toman complementos extra de zinc junto con la vitamina C cuando sienten que se van a resfriar.

El zinc se encuentra primordialmente en los cereales integrales, el hígado, pescado, algas marinas, nueces y zanahorias. La RDI del zinc es de 15 miligramos, pero los médicos holísticos recomiendan 50 miligramos al día (220 mg de sulfato de zinc proporcionarán 50 mg de zinc elemental) para los que padecen alguna enfermedad o desean mantener su sistema inmunológico en el nivel superior de eficiencia. La Dra. Sacher recomienda que el zinc se tome en cantidades proporcionadas con el cobre para lograr un máximo beneficio de ambos minerales.

Hierbas curativas

Se han usado varias hierbas curativas como complemento de las terapias bio-oxidantes. Algunas son antioxidantes, otras favorecen el sistema inmunológico y eliminan las bacterias, virus y hongos. Las hierbas que se incluyen aquí son todas fáciles de usar y no deben causar efectos adversos de ninguna clase.

Astrágalo

El astrágalo es una antigua hierba medicinal china. La raíz seca puede resultar un importante tónico fortalecedor del sistema inmunológico y se suele prescribir para la diarrea y la fatiga general. El astrágalo se puede conseguir en el catálogo de hierbas y en las tiendas de hierbas orientales. Se puede usar como té o añadir (completo) en la confección de las sopas y estofados. El astrágalo no se debe comer, pero se puede sacar de la sopa al igual que se hace con las hojas de laurel.

Echinacea

La raíz de echinacea (coneflower) es conocida por sus cualidades como favorecedor del sistema inmunológico. Es muy popular entre los nativos de Norteamérica, y se ha utilizado para tratar infecciones microbiales y virales. Al igual que la vitamina C y el zinc, se suele recomendar para atacar resfriados y gripes. La echinacea se usa en las personas infectadas con VIH para fortalecer sus sistema inmunológico. Está disponible en muchas tiendas naturistas en cápsulas y como tintura, la cual se puede añadir al agua o el jugo. La raíz de echinacea también se puede preparar en té.

Ajo

El ajo se usa en toda Europa y Asia como planta medicinal desde hace siglos. Además de contener diversas vitaminas y minerales esenciales, el ajo es un importante fortalecedor del sistema inmunológico. Actúa sobre las bacterias, virus y parásitos intestinales y se puede usar como preventivo en muchas enfermedades digestivas y respiratorias. Se cree también que el ajo disminuye el colesterol y la presión sanguínea y eleva el nivel de lipoproteínas de alta densidad, lo que ayuda a la protección contra las enfermedades cardiovasculares.

Mucha gente tiene al ajo como parte importante de su dieta diaria. Para los que no le han tomado el gusto al ajo (aparte de su olor), se recomiendan en su lugar cápsulas de polvo de ajo, especialmente las hechas con extracto de ajo viejo como el Kyolic.

Ginkgo biloba

El ginkgo biloba es una de las tres especies más antiguas sobrevivientes en la Tierra. Sus hojas se han utilizado tradicionalmente por los hierberos chinos para tratar las enfermedades de corazón, problemas circulatorios y enfermedades de los pulmones durante miles de años. Recientemente el ginkgo se ha convertido en tema principal de investigaciones clínicas y de laboratorio en Occidente. Como antioxidante se ha descubierto que reduce el colesterol, cura la artritis y alivia las úlceras gastrointestinales. También puede jugar un papel muy importante en la curación de los síntomas de la enfermedad de Alzheimer.

El extracto de ginkgo biloba se encuentra disponible en tabletas o tintura en muchas tiendas naturistas y en farmacias herbales chinas.

Té verde

El té verde es desde hace mucho tiempo una bebida curativa popular en China, Corea y Japón. Últimamente ha atraído mucha atención por parte de los medios de comunicación como antioxidante con la capacidad de ayudar a bajar la presión sanguínea y reducir el riesgo de cáncer y enfermedades de corazón. El té verde, que contiene cafeína, está disponible en cualquier tienda que se especialice en alimentos orientales. Los chinos con salud mental toman siempre por lo menos una taza al día de este delicioso té, disponible en diferentes formas y grados.

Pau d'arco

El Pau d'arco proviene de la corteza interior de una árbol del Brasil. Tiene propiedades antimicrobiales, antivirales y antibacteriales. Se usa primordialmente como té, se dice que ayuda a fortalecer el sistema inmunológico. Se puede conseguir en muchas tiendas de productos naturistas.

11

EJERCICIO AERÓBICO
Y RESPIRACIÓN

El oxígeno es nuestra fuente de vida. Cuanto más oxígeno seamos capaces de disfrutar más podremos participar de la vida misma. Desgraciadamente muchos de nosotros no respiramos a plena capacidad y utilizamos sólo una fracción del oxígeno que necesitamos para el proceso vital de la oxigenación y la oxidación.

Aunque las terapias bio-oxidantes pueden hacer mucho por mejorar estos importantes procesos, nosotros podemos aumentar su efectividad. Este capítulo examina dos importantes formas de incrementar la cantidad de oxígeno disponible para nuestro cuerpo para que la vida se pueda vivir con plenitud: el ejercicio aeróbico y la respiración profunda y rítmica.

Ejercicio aeróbico

El ejercicio aeróbico proporciona una mayor oxigenación a todo el cuerpo y puede resultar un importante complemento para las terapias bio-oxidantes. El término *aeróbico* significa simplemente "que tiene lugar en presencia de oxígeno" y el ejercicio aeróbico es cualquiera que incremente la cantidad de oxígeno que se suministra al cuerpo, fortaleciendo de esa forma el corazón y los pulmones.

Hace años rara vez se recomendaba el ejercicio a las personas enfermas. A los pacientes de asma, problemas cardíacos o cáncer se les advertía que debían dejar de realizar ejercicio físico en lo posible. Aunque esto pueda ser apropiado para ciertos individuos, un creciente número de médicos han notado que la mayoría de los pacientes *pueden* participar con toda seguridad en multitud de actividades físicas como el ejercicio aeróbico, que es vital para la buena salud.

Los ejercicios aeróbicos incluyen una amplia variedad de actividades, desde ejercicio ligero hasta los de mayor esfuerzo: caminar, nadar, trotar, patinar, correr, calistenia, bailar, montar en bicicleta, esquiar, ir de excursión, jugar tenis y practicar artes marciales, incluyendo el tai chi, aikido, karate y el boxeo. Los aeróbicos también pueden incluir rutinas específicas de ejercicio (los conocidos popularmente como aerobics), y utilizar aparatos de ejercicios como escaladoras, esquiadoras, caminadoras, remos y bicicletas estacionarias. Uno de los aspectos más positivos de los ejercicios aeróbicos es que se pueden dirigir según nuestra condición física y metas específicas: podemos empezar con poco e ir aumentando gradualmente hasta un trabajo que incremente nuestro ritmo cardíaco y respiratorio.

El ejercicio aeróbico proporciona varios beneficios físicos y psicológicos importantes. Estos beneficios son sinergísticos, lo cual significa que trabajan en conjunto para obtener óptimos resultados.

Oxigenación

Mediante el ejercicio aeróbico moderado y regular el corazón y el sistema circulatorio emiten cantidades cada vez mayores de oxígeno a todo el cuerpo. Esto aumenta la cantidad de oxígeno y el ATP o energía vital que se distribuye en todas las células corporales. También ayuda al proceso de oxidación, que destruye las células enfermas o débiles, reemplazándolas por otras fuertes y sanas. Cuando la sangre se oxigena nos sentimos más fuertes, sanos y vivos; más capaces de realizar nuestra labor y de enfrentar los retos que se nos presentan en la vida diaria con mayor resistencia y sentido del propósito.

Salud cardiovascular

El ejercicio aeróbico también fortalece el corazón y lo capacita para tener una reserva de resistencia cuando se presentan demandas ex-

traordinarias. Esto resulta especialmente importante si estamos pade-
ciendo alguna enfermedad. También ayuda a recuperar nuestra energía
con mayor rapidez después de un ejercicio pesado físico o emocional.

Flexibilidad

Nuestros cuerpos están diseñados para *moverse*, y el ejercicio aeróbico
regular nos ayuda a lograr una gama completa de movimientos corporales. Ya que el ejercicio físico (especialmente la natación y los
calisténicos) ocasiona de forma natural el movimiento de todas las
coyunturas, éstas se vuelven más flexibles, incluso aunque antes no se
hayan ejercitado. Esto no sólo nos permite usar el cuerpo en su plena
capacidad sino que además disminuye la posibilidad de torceduras o
tirones. Cuando se usa junto con una respiración profunda el ejercicio
aeróbico también puede aliviar la tensión del cuello, el pecho y los
hombros.

Fuerza y resistencia

El ejercicio aeróbico regular ayuda a aumentar los músculos del pecho
y nos capacita para respirar mejor. También nos proporciona una
mayor fuerza y resistencia general. Somos más capaces de realizar
nuestras labores diarias y a menudo podemos disfrutar mejor las
actividades que antes no podíamos. Mi tía de 78 años es un ejemplo.
Hace años no tenía la resistencia para poder reunirse con sus nietos
dando un paseo a través de un camino natural particular desde el que
se divisaba el Océano Pacífico. Después de pasar por dos angioplastias
para abrir sus arterias (bajo el riesgo de tener que operarse para colocar
un bypass si la segunda no funcionaba), se decidió a cambiar de dieta
y dar un paseo por la mañana y por la noche, cerca de su casa. Al cabo
de un año de caminar durante dos horas por los alrededores, descubrió
que podía reunirse con su familia mediante aquel camino por primera
vez después de quince años.

Una actitud mental positiva

Como veremos en el siguiente capítulo el estado mental puede tener
un profundo impacto en el bienestar físico. El ejercicio aeróbico, que

forma parte de un "ciclo benigno" sinergístico, no sólo es bueno para el cuerpo físico, sino que también afecta nuestra mente. El ejercicio aeróbico moderado ayuda a desarrollar nuestra autoestima y optimismo, y a tener la sensación de que somos capaces de realizar cuanto nos propongamos. También ayuda a desarrollar una mejor autoimagen. Después de varias semanas o meses de ejercicio aeróbico regular nos damos cuenta de que empezamos a vernos mejor: tiende a disolverse la grasa superflua, mejora nuestra postura, el rostro se hace más claro y con aspecto más saludable y los ojos tienen más brillo. También encontramos que los diferentes grupos de músculos van desarrollándose gradualmente, a veces en sitios en donde nunca lo hubiéramos imaginado. El estado físico sano y mejorado nos hace sentirnos mejor con nosotros mismos. Esto es muy importante para los enfermos: el ejercicio aeróbico regular ayuda a desechar la idea de estar enfermo dando la sensación de ser atractivo, sano y vital.

Antes de hacer ejercicio

Antes de empezar a realizar un programa de ejercicio aeróbico, se debe tener la certeza de una salud completa, especialmente si se tienen antecedentes de enfermedades de corazón o alta presión sanguínea, o se está en tratamiento. Esta seguridad se logra mediante un electrocardiograma, un test de esfuerzo y otras pruebas que determinan la función pulmonar, fortaleza y flexibilidad. Aunque se esté sano siempre es bueno consultar con el médico antes de realizar un programa de ejercicios.

También es importante realizar previamente el calentamiento adecuado. Antes de correr o caminar, mucha gente hace ejercicios de estiramiento que calientan gradualmente los músculos y ayudan a preparar al cuerpo para el ejercicio. Cuando se ha terminado una sesión completa de ejercicios también se recomienda un periodo de varios minutos de enfriamiento para relajación y estiramiento.

Tenga en cuenta...

Dentro del contexto de las terapias bio-oxidantes, se deben anotar dos precauciones adicionales: el ambiente contaminado y el exceso de ejercicio. La idea esencial del ejercicio aeróbico es oxigenar la sangre a fin de lograr un mayor nivel de salud y bienestar. Para muchas personas caminar o correr es su ejercicio aeróbico favorito. Desgraciadamente cuando caminamos o corremos en un ambiente contaminado, como sería en las calles de una ciudad repleta de autos, este tipo de ejercicio puede ser peligroso. Según vamos respirando con mayor frecuencia y plenitud, y profundamente tomamos mayores cantidades de contaminantes ambientales (incluyendo el ozono, que generalmente es peligroso cuando entra en los pulmones), lo que incrementa el número de radicales libres de nuestro cuerpo. En *The Oxygen Breakthrough*, el Dr. Hendler cita algunos casos de corredores que sufrieron varias enfermedades debido a que corrían en áreas contaminadas.

El Dr. Hendler también habla de los peligros del exceso de ejercicio aeróbico. En su libro cita casos de individuos —a menudo maratonistas y atletas de triatlón— que se sentían culpables si no corrían durante horas cada día, o que creían que había que hacer ejercicio hasta el punto de agotamiento. Muchos de ellos fueron sus pacientes a causa de que el exceso de ejercicio deprime el sistema inmunológico (especialmente la producción de anticuerpos y células de defensa natural) y abre la puerta a problemas de salud como el síndrome de fatiga crónica, asma, sangrado intestinal, alergia e infecciones respiratorias[1].

La clave: la moderación

El ejercicio moderado y regular es lo ideal. Los estudios han descubierto que los atletas que rara vez hacen ejercicio regularmente tienden a incrementar el número de radicales libres de su cuerpo, mientras que los que hacen ejercicio regularmente son capaces de mantenerlos a raya. Además evitando el exceso tendemos a disfrutar más del ejercicio, así que estamos más dispuestos a continuarlo.

Otro problema cuando empezamos un programa de ejercicios es la actitud de "todo para nada". Muchos de nosotros sentimos que si no podemos correr un kilómetro, mejor es que no corramos nada. Esto hace que el ejercicio sea desagradable y sabotea muchos programas. Insisto, la moderación es lo importante, especialmente cuando comenzamos. En vez de correr un kilómetro, hagamos una carrera de medio. Si no se siente animado a correr, camine. En vez de pasar treinta minutos en la bicicleta estacionarias a pleno trote, puede ir a la mitad de velocidad durante la media hora o a un paso más rápido durante quince minutos. Gradualmente se puede ir aumentando la rapidez y la distancia. Los instructores de ejercicios sugieren que es mejor empezar un régimen de ejercicio lento e ir elevando el nivel de actividad en un diez por ciento a la semana. También sugieren la importancia de medir los pasos: cuando hacemos carreras podemos correr durante un rato y después caminar vigorosamente. O podemos descansar frecuentemente durante un ejercicio siempre que lo necesitemos. Según vayamos logrando mayor fuerza y resistencia estaremos más capacitados para periodos más largos de actividad física.

El ejercicio debe ser un placer

En general, es importante desarrollar el gusto por el ejercicio porque si disfrutamos de lo que estamos haciendo seremos más capaces de continuarlo. Por lo tanto, debemos elegir una actividad que disfrutemos. También podemos aumentar nuestro gusto por el ejercicio eligiendo el momento o situación adecuados. Por ejemplo, si se siente solo caminando, reúnase con amigos. Si no le gusta caminar afuera de su casa, hágalo en un centro comercial. Durante los últimos años he usado una máquina de esquiar en mi oficina. A veces me resultaba aburrido, así que me ponía a escuchar música o un audiolibro, o veía televisión mientras hacía ejercicio. No solo lograba cumplir con mi necesidad de ejercicio, sino que escuchaba las noticias de la mañana o disfrutaba de la última novela policiaca.

¿Cuánto ejercicio?

Muchos médicos recomiendan por lo menos treinta minutos de ejercicio varias veces a la semana, aunque treinta minutos puede ser demasiado para las personas que empiezan o que están convalecientes. Pregunte a su médico o instructor cómo puede desarrollar el nivel de ejercicio de forma gradual y segura.

Respiración

Si bien todos respiramos, no solemos estar conscientes de la calidad de nuestra respiración. Tendemos a tomar aire de forma parcial y superficial usando sólo la parte superior de los pulmones, o contenemos las respiración (especialmente cuando estamos tensos o nerviosos) sin ser conscientes de ello. Cuando este tipo de respiración se vuelve habitual o crónica, limitamos la cantidad de aire que introducimos en nuestro cuerpo, lo cual desequilibra nuestra capacidad de oxigenar la sangre y otros tejidos vitales.

La respiración rítmica y profunda es esencial para la oxigenación adecuada, y aprender a respirar de modo que el oxígeno penetre en la parte superior e inferior de nuestros pulmones ha sido considerado vital para los yoguis durante siglos. Tal vez el tipo de respiración más importante que se debe aprender es el conocido como "respiración completa del yoga" que fue introducido por primera vez en Occidente por el yogui Ramacharaka a principios de siglo. En su clásico *The Science of Breath* describe la realización de la respiración como sigue:

> Permanezca de pie o sentado erecto. Respirando por la nariz, inhale con regularidad, primero sintiendo la parte inferior de los pulmones, que está acompañado por el juego del diafragma, mientras [la distensión] ejerce una presión en los órganos del abdomen, empujando hacia afuera las paredes abdominales. Después llene la parte media de los pulmones empujando hacia afuera las costillas inferiores y los demás huesos del pecho. Posteriormente llene la parte más alta de los pulmones, abultando el pecho superior incluyendo los seis o siete pares de costillas. En el movimiento final la parte baja del abdomen debe estar ligeramente hundida, cuyo movimiento da a los pulmones un apoyo y también ayuda a llenar la parte superior de los mismos.

El yogui Ramacharaka nos recuerda que esta respiración no consiste en tres movimientos distintos sino en uno sólo, fluido y continuo. Recomienda que contengamos la respiración durante un par de segundos y después exhalemos despacio, metiendo el abdomen ligeramente mientras el aire abandona los pulmones. Recomienda que relajemos el pecho y el abdomen después de que expulsemos el aire[2].

La respiración completa del yogui se debe realizar siempre que nos apetezca. Aunque al principio se nos antojará hacerla en un momento de tranquilidad o contemplación, o justo cuando empezamos nuestro programa de ejercicios, gradualmente podremos comenzar a respirar conscientemente más profunda y plenamente en un mayor número de nuestras actividades diarias, hasta que la respiración profunda y rítmica se convierta en una parte normal de nuestra vida. Además del libro clásico del yogui Ramacharaka, existen muchos otros libros acerca de las instrucciones de yoga sobre la respiración profunda y rítmica. Algunos como *The Oxygen Breakthrough*, ya mencionado, ofrecen algunos ejercicios fáciles para aprender a respirar.

Sólo respira la gente que está viva, los muertos no lo hacen. Cuanto más respiremos más vivos estaremos. Y cuanto más practiquemos la respiración profunda y rítmica bien sola o en compañía del ejercicio aeróbico, mayor será nuestro aporte de oxígeno corporal: la esencia de la vida misma.

12

EMOCIONES, MENTE
Y ESPÍRITU

Donald M. Epstein, D.C., autor principal de *The Twelve Stages of Healing*, suele afirmar que la curación es un "trabajo interior". Quiere decir que los componentes más importantes de la curación, como son la fuerza vital, la armonía, la regeneración y la recomposición no nos los dan los demás sino que proceden de nuestro interior. El poder de curación innato es parte de nuestra herencia genética y está al alcance de todos nosotros. En su ensayo "There Is No Cure for Healing", el Dr. Epstein escribe:

> La curación es un proceso, no un suceso mágico. No se añade nada nuevo al cuerpo o la mente... No se saca nada. La curación implica una mayor experiencia de la unidad del ser, en su totalidad y la reconexión con todos los aspectos del ser.[1]

Muchos de nosotros hemos conocido a alguien que pasó por una enfermedad y, a pesar de los refinados cuidados médicos (y a menudo un diagnóstico médico inicial positivo), empeoró y murió. También vemos a personas que padecen enfermedades "terminales" mortales, que han sido recuperados por sus propios doctores, regresan de las puertas de la muerte para disfrutar de una vida larga, sana y productiva. La mayoría de estos casos son dejados de lado por los miembros de la profesión médica, debido a que van en contra del punto de vista dominante de que los agentes exteriores como las medicinas, la

radiación y la cirugía son los factores determinantes para la recuperación de la salud. La creencia de que la curación sucede principalmente
desde el interior les resulta incomprensible.

La historia de José

Hace siete años le diagnosticaron a mi amigo José cáncer de páncreas,
el cual se había extendido hasta el hígado. Su médico, un oncólogo
prominente del principal hospital de Boston, se refirió a José entre sus
colegas como "un caso lamentable" y no abrigaba ninguna esperanza
de recuperación. Le recomendó la cirugía como único medio de
prolongar su vida.

José decidió regresar a su Brasil natal, en donde fue examinado por
otros oncólogos en el hospital afiliado a la mejor escuela de medicina
de Brasil. Ellos confirmaron el diagnóstico original y, al igual que el
doctor de Boston no le dieron ninguna esperanza. Le ofrecieron
cirugía, radiación y quimioterapia, las cuales rechazó. José, que como
psiquiatra tenía una licenciatura en medicina, sabía que estas terapias
lo matarían. Decidió que en lugar de eso se iría al campo en donde
comenzaría el camino de curación holística que incluía un trabajo
espiritual y psicológico muy intenso, usando diversas plantas curativas.
Esto le llevó a realizar importantes descubrimientos acerca de su vida,
que le supusieron cambios importantes de actitud, creencias, conducta
y dieta, los cuales tuvieron un positivo (y poderoso) impacto en su salud.

José regresó al hospital en Río para hacerse un chequeo seis meses
después. Entonces la tomografía y otros exámenes determinaron que
el cáncer había desaparecido completamente. Sus doctores quedaron
sin habla. Sabiendo que casi todos los pacientes de cáncer pancreático
avanzado mueren en el plazo de seis meses después del diagnóstico
inicial, simplemente no podían aceptar la evidencia de su completa
curación, dejando aparte que había sucedido sin la ayuda de la terapia
médica tradicional. Aunque se alegraron por José (que permanecía en
excelente estado de salud ocho años después), anunciaron que se
debían haber equivocado en el diagnóstico original y que después de
todo ¡no tenía cáncer! La completa recuperación del cáncer de páncreas les resultaba inconcebible.

La curación mente-cuerpo

El punto de vista holístico de la curación enseña que el ser humano es más que un cuerpo físico, y que las emociones, pensamientos, actitudes y espiritualidad juegan un papel esencial en la curación. En vez de conformarse con el punto de vista médico predominante de que "una causa" tiene "una cura", la holística acentúa el hecho de que la salud y la enfermedad dependen de una interacción dinámica y a menudo sutil entre los aspectos físico, emocional, mental y espiritual de nuestro ser, así como en su relación con el medio ambiente en el cual vive. Según el Dr. Larry Dossey, en su libro *Space, Time & Medicine*:

> La salud es armonía y la armonía no tiene sentido sin el movimiento fluido de las partes interdependientes. Al igual que una corriente que se queda estancada cuando cesa de fluir, la armonía y la salud se convierten en enfermedad cuando hay una interrupción. Nosotros volvemos al concepto de la biodanza, la corriente infinita del cuerpo-en-movimiento.[2]

Durante los pasados años, se ha desarrollado un nuevo campo importante de la medicina llamado *psiconeuroinmunología*. Está relacionado con la identificación de los lazos de unión entre la mente, el cerebro y el sistema inmunológico, y con la determinación de cómo éstos se comunican entre sí. Los investigadores han confirmado científicamente que nuestra mente y nuestros sentimientos influyen en nuestra salud, mientras que nuestra salud tiene un poderoso efecto sobre nuestra mente.

En su libro *Good Health in a Toxic World*, Sara Shannon resume los principales descubrimientos de la psiconeuroinmunología en cuanto a la comprensión de la interrelación de la curación mente-cuerpo:

1. Dirigidos por la inteligencia, las células poseen elementos químicos favorables que se comunican directamente con el sistema inmunológico.

2. La actitud y modo mental pueden alterar el curso de una enfermedad.

3. La mente puede "acarrear" cambios corporales.

4. Las hormonas relativas a la tensión debilitan el sistema inmunológico.

5. Los químicos fabricados por el sistema inmunológico se comunican con el cerebro.

6. El cerebro "habla" con el sistema inmunológico y éste último "habla " con el cerebro.[3]

Estos descubrimientos revelan más que nunca que nuestra manera de pensar sobre nosotros y las situaciones de nuestra vida pueden afectar la respuesta inmunológica. Por ejemplo, digamos que se está a punto de dar un paseo en la famosa montaña rusa de La Feria de Chapultepec. Si se toma el viaje con un sentimiento de terror, el cerebro produce un neuroquímico llamado norepinefrina que puede contribuir al riesgo de alta presión en la sangre, bloqueo de las arterias e incluso un ataque de corazón. El miedo, la desesperanza y el sentimiento de "todo va a salir mal" también están ligados con la producción de neuroquímicos debido a los patrones de pensamiento negativos que pueden disminuir la respuesta inmunológica y promover el proceso de envejecimiento.

No obstante, se puede ver el viaje en la montaña rusa de otra manera. Puede resultar excitante la idea de la máxima velocidad y enfrentar el reto de "dejarse llevar". Se puede gritar de placer y maravillarse con la vista y la sensación de estar volando. Como resultado el cerebro produce endorfinas y benzodiazepinas, dos neuroquímicos que incrementan la sensación general de bienestar. Otros químicos creados por los sentimientos positivos hacia los retos (conocidos como neurotransmisores) fortalecen el sistema inmunológico, retrasan el proceso de envejecimiento y protegen de contraer el cáncer y varios virus.

Mientras estos diferentes pensamientos y emociones pueden tener un impacto momentáneo en la salud, los patrones de pensamiento y emociones crónicos, repetidos y habituales pueden llegar hasta un punto más profundo y tener un impacto a largo plazo en nuestro bienestar. Los sentimientos de miedo, desesperanza, preocupación e indiferencia afectan a nuestro sistema "mente-cuerpo" a pesar de lo sutiles que puedan ser. Las actitudes críticas, la creencias en resultados negativos, el enojo, el resentimiento y la creencia (consciente o no) de que "yo no tengo el control de mi vida" están relacionadas con diferentes enfermedades, incluyendo el cáncer, la úlcera y el infarto. El psicólogo Thorwald Dethlefsen y el médico Rüdiger Dahlke creen que los síntomas son expresiones corporales de conflictos psicológicos.

> Síntomas hay muchos y variados, aunque todos son expresiones de una sola cosa a la cual llamamos "enfermedad", que siempre ocurre dentro de la conciencia de una persona. Igual que el cuerpo no puede vivir sin conciencia, tampoco puede "enfermar" sin conciencia.[4]

Su excelente libro *The Healing Power of Illness* (véase guía de recursos) examina cómo la comprensión del simbolismo de ciertos síntomas puede llevarnos a la transformación de los conflictos internos en poderosos agentes de curación y crecimiento.

El rol del estrés

Investigadores como el Dr. Hans Selye, han descubierto que no es necesariamente el estrés de la vida lo que conduce a una enfermedad, sino más bien *la manera en que nos adaptamos a este estrés.* Gran parte de la forma en que nos adaptamos se basa en nuestra perspectiva acerca de nosotros y nuestra vida, la cual aprendemos en la infancia. Cuando sucede un hecho presionante (ya sea la pérdida de un ser querido, una tarea difícil, o un cambio en el estatus económico), tendemos a ver el problema a través de nuestras antiguas perspectivas. Si permanecemos apegados a las ideas rígidas y fijas acerca de nosotros mismos y cómo "debe ser" nuestra vida, solemos encontrar más dificultad para enfrentar los sucesos cambiantes de la vida. En vez de adaptarnos a las situaciones buscando soluciones prácticas, perdemos la esperanza, nos sentimos frustrados y temerosos. En vez de ser un estímulo para la acción, un reto de la vida nos conduce al miedo y la parálisis.

En su aclamado libro *Getting Well Again*, el Dr. Carl Simonton, Stephanie Matthews-Simonton y James L. Creighton hacen una lista de los rasgos psicológicos comunes de los pacientes de cáncer a los que trataron, los cuales parecen ser los precursores de su diagnóstico:

- "Las experiencias de la infancia dan como resultado la decisión de ser determinado tipo de persona". Los Simonton creen que como niños, a menudo adoptamos ciertos modos de pensar, sentir y ser. Algunos pueden ser positivos y otros negativos, pero dan como resultado cierto "modo de pensar" que está ligado con la personalidad.

- "El individuo está paralizado debido a una serie de sucesos presionantes de su vida". Estos sucesos, como la pérdida de un compañero o el trabajo u otra cuestión vital, ocasionan una tensión en el individuo que amenaza su identidad personal.

- "Esta tensión crea un problema con el cual el individuo no sabe cómo lidiar". Muy a menudo las situaciones de tensión van más allá de nuestra forma preestablecida de enfrentarnos a los problemas y sentimos la pérdida de control sobre nuestra situación.

- "El individuo no ve la manera de cambiar la reglas sobre cómo debe actuar y se siente atrapado y sin esperanza de resolver el problema". Solemos sentirnos incapaces de resolver nuestros problemas que suelen implicar un cambio en el modo de pensar sobre nosotros y el mundo. Esto ocasiona que perdamos la esperanza, nos sintamos indefensos y víctimas de nuestras circunstancias.

- "El individuo se separa del problema, se vuelve estático, inamovible y rígido"[5]. Cuando sucede esta etapa el individuo siente que la vida ya no tiene sentido y, a pesar de las apariencias, se siente resignado a su sino.

Las terapias bio-oxidantes y el cuerpo-mente

Como herramientas de curación, el ozono y el peróxido de hidrógeno pueden tener un potente efecto sobre nuestro bienestar emocional, en gran parte por su demostrado efecto analgésico. Mucha gente que ha usado las terapias bio-oxidantes siente menos dolor y no está tan deprimida. En el momento en que se deja de poner atención al malestar se experimenta más energía, optimismo y bienestar emocional.

Aunque los beneficios psicológicos del ozono y el peróxido de hidrógeno se necesitan investigar con más detenimiento (actualmente el Dr. Arthur Janov, autor del aclamado libro *The Primal Scream,* está llevando a cabo una investigación sobre cómo las terapias bio-oxidantes pueden servir de complemento en el tratamiento psicológico), ya ha quedado claro que pueden ser un respiro ante el dolor y el malestar que uno necesita para poder explorar nuevos senderos de crecimiento, transformación y curación, además del poderoso efecto que tienen sobre el cuerpo físico.

Enfermedad: llamada de alerta al cambio

Dentro del contexto de la curación holística la enfermedad no debe verse nunca como un castigo o una falta. En vez de eso la enfermedad debe verse como el resultado de la falta de acoplamiento entre los aspectos físico, emocional, mental y espiritual del ser humano. En vez de ser vistos como algo "malo" o "maligno", los síntomas de una enfermedad son la vía en que el cuerpo nos dice que necesitamos cambiar de actitud, perspectiva y estilo de vida, los cuales pueden haber contribuido al problema de salud. Desde el punto en que somos sensibles a los mensajes sutiles de nuestro cuerpo podremos tratar el problema antes de que se vuelva grave.

Las enfermedades letales como el cáncer y el SIDA pueden jugar un papel especial en el proceso de transformación. Éstas últimas nos retan a cambiar lo más profundo de nuestro ser y pueden movernos —como a mi primo José— a hacer cambios muy importantes en nuestra personalidad, modo de pensar y estilo de vida. Según Jason Serinus en *Psychoimmunity and the Healing Process:*

> Un diagnóstico de SIDA no es necesariamente una sentencia de muerte, sino una oportunidad de curación que demanda un compromiso absoluto. Precisamente debido a que la enfermedad es tan agresiva y ataca a las personas en tres niveles, mente, cuerpo y espíritu, se debe atacar en los tres niveles simultáneamente. La decisión de vivir debe ser total, implicando cada pensamiento, cada célula, cada hábito y cada creencia... El SIDA representa una prueba real sobre lo que uno es y lo que uno elige ser.[6]

La enfermedad obliga a hacer elecciones. Si dichas elecciones están basadas en el miedo y otras perspectivas limitantes suelen conducir a un mayor sufrimiento, mientras que si lo están en el conocimiento y la esperanza a menudo llevan hacia la curación. Estas opciones pueden suponer un mayor acoplamiento interior y armonía, cambiando nuestro patrón de pensamiento o emocional destructivo, dejando de lado los traumas de la infancia y acabando con otros aspectos difíciles de nuestro pasado.

En el libro *Living in Hope*, la enfermera Cindy Mikluscak-Cooper y Emmett E. Miller, doctor en medicina, hacen una lista relacionando muchos de los síntomas que tienen en común los supervivientes a largo plazo con SIDA. Muchos son similares a los de los supervivientes a largo plazo con cáncer. Los que aparecen aquí se aplican a que sufren de cualquier enfermedad grave, ya sea letal o no. Estos son:

- tener una sensación de responsabilidad personal en cuanto a la propia salud y el sentido de que uno mismo puede influir en ella

- tener un sentido de propósito en la vida

- encontrar un nuevo significado a la vida como resultado de la misma enfermedad

- haber superado anteriormente otra enfermedad letal u otras crisis vitales

- haber aceptado la realidad del diagnóstico, pero rehusándose a creer que era una sentencia de muerte

- tener capacidad para comunicar sus preocupaciones con los demás, incluyendo las referentes a la enfermedad misma

- ser positivo y tener la capacidad de decir "no"

- tener la capacidad de dejar de lado los compromisos y nutrirse emocionalmente a sí mismos

- ser sensible hacia su cuerpo y sus necesidades[7]

Otros síntomas comunes entre los supervivientes a largo plazo de

SIDA se señalan en el libro de Scott J. Gregory *A Holistic Protocol for the Inmune System*. Se destacan en particular diez puntos que se resumen de la manera siguiente:

1. Tienen expectativas de resultados favorables en cuanto a su situación.

2. Toman el control de su curación y de las decisiones que afectan de modo vital a su vida.

3. Desarrollan el sentido de humor y aprenden a reír.

4. Desarrollan la compasión por los demás.

5. Tienen paciencia en cuanto a sus expectativas y no piensan en curarse de la noche a la mañana.

6. Cambian su actitud respecto a sí mismos y desarrollan una mejor auto-imagen.

7. Se dan cuenta de que no hay una sola cosa que les pueda sanar y buscan una combinación de factores y modalidades que fortalecen la vida.

8. No tienen miedo a la muerte —ni a la vida.

9. Se educan a sí mismos en la prevención y el tratamiento.

10. Son luchadores.[8]

Mientras que la curación suele conducirnos a una mejoría notable en nuestra condición física, esto no siempre es el caso. Algunas personas, por ejemplo, experimentan la curación en un nivel espiritual o psicológico sin ser posible ya en el nivel físico. Puede ser que estén demasiado debilitados físicamente para sobrevivir o pueden tener la convicción profunda de que su tarea ya está realizada.

Hace algunos años recuerdo que fui al hospital a visitar a un conocido que padecía de SIDA avanzado, quien había tenido dificultad en la relación con su padre. El padre, almirante de marina, nunca aceptó el hecho de que su hijo fuera gay, y no habían hablado durante años. Sin embargo, cuando se enteró de la enfermedad de su hijo, el padre corrió a su lado y se quedó con él durante dos meses. Durante ese tiempo sucedió una gran curación dentro de la relación padre e hijo, lo cual animó a muchos de los que visitábamos el hospital regularmente. Cuando pareció que resolvieron sus conflictos personales el hijo decidió finalmente "dejarse llevar" y morir.

Autoalimentación

Aunque las terapias bio-oxidantes y sus adjuntas como la dieta y la limpieza corporal ayudan en el proceso de curación, ésta depende de *nosotros*. Simplemente tenemos que permitir que suceda. Un componente importante en este proceso es crear un ambiente que facilite el proceso de curación dentro de nuestra propia vida. No se diferencia del granjero que prepara la tierra esperando una cosecha abundante. Mientras el ambiente varía según las necesidades personales y la situación de la vida, se refiere a tres aspectos que solemos pasar por alto de nosotros mismos: nuestro ser emocional, nuestro ser mental y nuestro ser espiritual. En las páginas siguientes ofrecemos unas cuantas ideas que pueden mejorar la autoalimentación de los niveles mental, emocional y espiritual.

Téngase en cuenta que el tema de este capítulo merece fácilmente un libro entero. Aunque la información que damos aquí es reducida puede ayudar a realizar el trabajo base para la curación en todos los niveles, recuérdese que el potencial de curación es infinito, se puede adaptar a nuestras necesidades individuales y puede ser llevado a cabo —de diferentes formas— por todo el mundo.

Nutrir el ser emocional

Nuestras emociones juegan un papel importante en la salud y la enfermedad. Mientras que los pensamientos positivos producen neuroquímicos que fortalecen el sistema inmunológico, las emociones negativas, reprimidas o distorsionadas pueden disminuir la respuesta inmunológica y abrirle al puerta a diversos problemas. Por ello el bienestar emocional es un aspecto importante de la curación. En vez de tratar de reprimir, negar o controlar nuestras emociones, hay que nutrirlas y guiarlas para que nos puedan ayudar a permanecer íntegros.

La alimentación emocional puede suponer la necesidad de crear un sistema de apoyo. Puede ser que la forma de ser con los demás, como parientes o amigos, nos ayude en nuestro proceso de curación. A veces necesitamos distanciarnos de las personas que no nos apoyan, o darles tiempo para que se den cuenta de nuestras necesidades y cómo podrían ayudarnos de forma positiva. También podemos reunirnos con un grupo de apoyo compuesto por personas que padecen problemas de salud similares a nosotros. Los hospitales y las organizaciones de servicio social suelen sugerir grupos que se reúnen dentro de la localidad. La importancia de tener un sistema de apoyo de este tipo no se debe subestimar, especialmente si se está sufriendo una enfermedad que amenaza nuestra vida.

La belleza es también importante en la curación emocional. El rodearnos de bellas pinturas y grabados, o tener un jarrón con flores frescas en el dormitorio o la sala es un maravilloso don para la curación. El trabajar en el jardín, dar un paseo por el bosque o sentarse en el lago nos ayuda a estabilizar nuestras emociones y nos pone más en contacto con nuestro ritmo natural. Visitar un museo de arte, ver una película inspiradora o escuchar música vibrante; las posibilidades están limitadas únicamente por nuestra imaginación.

Aceptar todos nuestros sentimientos (incluyendo los sexuales) puede ser un acto poderoso de curación. Expresar la ira, el dolor, la frustración o la tristeza no siempre es fácil en nuestra cultura como lo sería expresar alegría, excitación y afecto. Pero, al igual que un río al que se le interrumpe su curso, las emociones que están bloqueadas tienden a contaminarse y volverse dañinas, ya que por su misma naturaleza éstas deben expresarse y experimentarse. Ya se ha comprobado que la represión de las emociones a largo plazo es un factor de las enfermedades comunes, como el cáncer, derrame cerebral y ataques de corazón. Probablemente contribuyen a enfermedades menos dramáticas también, como la depresión y la fatiga crónica.

A través de la meditación, el ejercicio dinámico y las diferentes formas de modalidades orientadas hacia el cuerpo como la bioenergética, la red quiropráctica y el masaje shiatsu, podemos aprender a aceptar nuestras emociones humanas y canalizarlas dentro de áreas de expresión positivas.

Mucha gente descubre que ayudar a los demás puede resultar un poderoso regalo emocional de curación que abarca a todo el mundo. Hacer trabajo voluntario en un hospital, hacerse cargo de la tutoría de un niño o de la limpieza de un parque de la vecindad puede proporcionar una inmensa satisfacción y la sensación de que somos útiles. Estos tipos de actividades nos "sacan de nosotros mismos": ponemos menos énfasis en nuestros propios problemas y nos implicamos más en los de nuestra comunidad.

Otro componente importante de la alimentación emocional es el humor. En el libro *Anatomy of an Illness*, Norman Cousins escribe cómo diez minutos de risa ventral, a intervalos cortos (él veía películas de los hermanos Marx y viejos programas de "cámara escondida") le ayudaron a sobrellevar una enfermedad letal[9].

Karen Shultz escribió acerca de los aspectos curativos de la risa sincera en la antología *The Essence of Healing*:

1. Ejercitamos los músculos de los pulmones, diafragma, abdomen, pecho y hombros, estimulando el sistema circulatorio y ejercitando los músculos de la respiración.

2. Se incrementa el aporte de oxígeno en la sangre.

3. Se auto-relaja uno profundamente —después de reír, el ritmo del pulso, de los latidos del corazón y la presión de la sangre bajan de lo normal y los músculos del esqueleto se relajan profundamente, indicando una reducción de la tensión.

4. Se controla el dolor incrementando la producción de endorfinas, los analgésicos naturales del organismo.[10]

Otra forma de nutrición emocional que se suele dejar de lado y es bastante agradable es la "terapia de abrazo". El Dr. David Bresler de la Unidad para el Control del Dolor de la Universidad de California, en Los Angeles, prescribe un mínimo de cuatro abrazos al día para las personas que padezcan de tensión emocional o estrés.

Y tal vez lo más importante es que uno necesita curar las viejas heridas emocionales. Hacer las paces con los demás, perdonando a los que nos han lastimado, pidiendo perdón por ellos y olvidando los resentimientos, y especialmente perdonándonos a nosotros mismos es esencial en este proceso. Los libros de Louise Hay (véase guía de recursos) ofrecen una valiosas herramientas en estos aspectos de la curación emocional. Los programas de veinte pasos, la psicoterapia, las terapias orientadas hacia el cuerpo como la bioenergética, la re-educación cognitiva, la programación neurolingüística, el yoga, la meditación o la respiración profunda, pueden facilitar el proceso de curación emocional.

Nutrir la mente

En este punto de nuestra historia tenemos acceso a mucha más información que antes. Aunque el acceso a la información puede ser valioso la enorme cantidad de cuentistas, el sensacionalismo, las ideas superficiales y los conceptos negativos y atemorizantes de los anuncios, noticias y la política crea una clase de contaminación mental que muchos de nosotros no podemos evitar. Esto incide sobre nuestra conciencia mental, nos mantiene en la periferia de las cosas e inhibe nuestra capacidad innata de curación.

Es de especial preocupación el constante bombardeo de reportajes negativos relativos a la muerte y las enfermedades. A pesar del consejo de Louis Pasteur de que "los microbios no son nada; el terreno en donde fecundan lo es todo" (lo que significa que el cuerpo sano no proporcionará un terreno fértil para los gérmenes que causan la enfermedad), los reportajes de los noticieros y los artículos de las revistas suelen enfocarse en el cada vez mayor número de agentes exteriores que nos ocasionarán cáncer, tuberculosis, SIDA y otras enfermedades. Esto crea un ambiente mental de miedo y desesperanza.

A no ser que tiremos nuestro aparato de radio y televisión y decidamos dejar de leer los periódicos y revistas, probablemente no podremos escapar de esta embestida. Desde luego que podemos evitar mucha de la información negativa gracias a nuestro poder de discernimiento y discriminación. Podemos preferir "no seguir escuchando" sobre los informes iniciales de ciertas enfermedades, teniendo en cuenta que muchas son el resultado de una visión limitada o de entendimientos parciales de la realidad. Por ejemplo, a principios de los 80 se decía que el SIDA era siempre una enfermedad fatal. Más adelante se descubrió que muchos pacientes permanecían vivos y productivos de cinco a diez años después del diagnóstico, los medios de comunicación decidieron entonces que esta enfermedad no era necesariamente fatal, después de todo.

Cuestionarse es un importante aspecto de la curación mental. Siendo niños muchos de nosotros nos formamos ciertas ideas sobre nosotros mismos, nuestro talento o nuestra tarea en la vida. También creamos ideas sobre los demás y el mundo en que vivimos. Aunque muchas de estas ideas pudieron resultar útiles en aquel tiempo, ahora ya no tienen validez. La idea de que "mi hermano mayor es un villano y me quiere golpear" podría ser cierta a los cinco años, pero no a los cincuenta. La idea de que "no soy bueno para las artes" puede reflejar una mala experiencia de la clase de la escuela primaria que todavía nos detiene de desarrollar nuestra creatividad innata. Necesitamos cuestionarnos si todos los conceptos antiguos son todavía válidos o se deben cambiar. Como resultado ampliamos nuestra perspectiva, lo cual puede traernos nuevas oportunidades para la comprensión y el crecimiento personal.

Una creencia negativa común es que si un amigo o pariente ha padecido una enfermedad, nosotros también la vamos a padecer. Aunque podamos estar genéticamente predispuestos a ciertos problemas de salud, eso no significa que se nos vayan a manifestar. Una vez un amigo me dijo así: "Sólo porque mi padre tuviera cáncer no voy a tenerlo yo. No pienso como él, ni como como él, ni vivo como él. Somos diferentes personas." Además necesitamos ser conscientes de que el cuerpo que tenemos ahora no es el mismo que hace diez años ya que cada célula del cuerpo está en proceso de muerte y regeneración. La salud de las células futuras y por lo tanto la salud futura de todo nuestro cuerpo depende de cómo vivimos, comemos y pensamos en el presente.

La gran epidemia

Los pensamientos negativos se han vuelto una epidemia en nuestro mundo. Durante el curso del día, cada uno de nosotros puede ser la fuente de infinidad de pensamientos negativos referentes a desastres inevitables (grandes y pequeños), así como de preocupaciones acerca de que las cosas van a salir mal, imágenes de nosotros mismos como inmerecedores o poco valiosos para recibir las cosas buenas de la vida, ideas de rechazo, ofensas o traición, y nociones exageradas sobre la importancia de los dolores y penas de cada día.

El pensamiento es una fuerza poderosa que ayuda a crear el mundo en que vivimos. Dado que millones de personas probablemente producen cientos de pensamientos negativos cada día, no debe sorprendernos que vivamos en un mundo violento, contaminado, infeliz y con grandes necesidades de curación.

El pensamiento negativo es una actividad totalmente inútil. Está anclado en el pasado y se proyecta en el futuro evadiendo la verdad del presente, que es la única realidad. Si estamosprevenidos y dejamos de crear pensamientos negativos podemos empezar a dejar de contribuir en la carga de pensamientos negativos que se proyectan en todo el mundo.

Existen muy buenos libros y cursos sobre pensamiento positivo. Simplemente estando más conscientes de nuestros pensamientos negativos y comprendiendo lo dañinos que son para nosotros y los demás, gradualmente descubriremos que podemos cambiar nuestros patrones de pensamiento. Incluso una simple afirmación como: "Hoy sólo tendré pensamientos positivos" dicha cada vez que tengamos uno negativo puede ayudar a transformar un patrón negativo en otro que apoye el proceso de curación, en cuestión de segundos.

Los libros que nos educan y nos alientan en nuestro camino hacia la curación son fuentes de nutrimento mental. Además, las lecturas inspiradoras de los libros sagrados, los libros de meditación "en doce pasos" (como los libros de Alcohólicos Anónimos) y los relatos sobre experiencias de curación de otras personas pueden inspirarnos y ayudarnos a crear pensamientos positivos. Comprender el significado oculto de los cuentos de hadas, estudiar los libros de la sabiduría antigua y aprender acerca de las prácticas holísticas de las culturas moderna y tradicional también son formas de aumentar la alimentación mental. Recuérdese, sin embargo, que la nutrición o alimentación de la mente no se debe hacernos subestimar la importancia de las emociones. Ambas necesitan nutrirse para lograr una armonía completa en la vida.

Visualización creativa

La visualización creativa suele usarse para la curación. Existen varios libros excelentes que tratan sobre la visualización y que están disponibles en muchas librerías. Louise L. Hay señala las tres partes básicas de la visualización positiva, que se pueden adaptar a las necesidades individuales:

1. Una imagen del problema, dolor o enfermedad, o la parte enferma del cuerpo.

2. Una imagen de una fuerza positiva eliminando el problema.

3. Una imagen del cuerpo reconstruyéndose en perfecta salud, después visualizar el cuerpo moviéndose en la vida con soltura y energía.[11]

La visualización positiva puede incorporar imágenes literales, imágenes simbólicas relativas al tratamiento e imágenes abstractas. Una imagen universal de luz curativa brillante y blanca, que uno puede imaginar brillando alrededor (y a través) de todos los aspectos del propio ser. Una poderosa herramienta para ayudar a este tipo de visualización creativa es "El mantra de invocación de la luz divina", elaborado por Swami Sivananda Radha:

Fui creado por la luz divina

Me sostengo en la luz divina

Estoy protegido por la luz divina

Estoy rodeado por la luz divina

Estoy creciendo continuamente dentro de la luz divina.[12]

Algunas personas podrán desear visualizarse curándose por medio de Jesús o el Buda curativo, mientras otros desearán incorporar santos, yoguis, ángeles u otros seres espirituales.

Finalmente, la curación mental implica ser consciente de lo que es realmente importante para nosotros. Las posesiones, el prestigio, el dinero del banco y la membresía de un club de campo pueden ser cosas agradables pero mucha gente que se enfrenta a enfermedades graves se da cuenta enseguida de que no son tan importantes como pensaban. Las buenas relaciones, la paz interior, la conexión con el poder elevado (o profundo) y el sentido de propósito en la vida suelen estar en el fondo de toda crisis de curación.

Uno de los beneficios de la enfermedad es que nos trae a la realidad. Empezamos a discernir lo verdadero de lo falso y lo esencial de lo superficial. Empezamos a ver la clase de vida que realmente queremos y la manera en que podemos lograrla.

Alimentación espiritual

Muchos médicos piensan que la espiritualidad tiene muy poco impacto en la curación, aunque puede proporcionar los fundamentos para que tenga lugar una curación más profunda. Las personas conocen la fuente de espiritualidad por muchos nombres: Dios, Alá, la luz interior, la sabiduría organizadora, el maestro divino. Sin importar la etiqueta que elijamos, la espiritualidad implica la profundización en los niveles interiores de nuestro ser en donde residen la sabiduría y el amor. Según nos conectamos con la sabiduría-amor somos capaces de crear un mayor sentido de armonía y complementariedad entre todos los aspectos de nuestro ser. Esto permite que ocurra el proceso de curación.

Si participamos en la autoalimentación de los niveles mental y emocional, la alimentación espiritual es el resultado natural porque todos ellos están interconectados e interrelacionados. No obstante, hay muchas formas específicas de aumentar la capacidad de curación por medios espirituales que pueden ser inspiradores y vigorizantes.

Muchos de nosotros nos implicamos en la nutrición espiritual en ocasiones especiales, como cuando vamos a nuestra casa de oración o cuando experimentamos una crisis. Aunque ello es importante, muchos maestros señalan la importancia de percibir lo sagrado de cada día. Esto supone no solo la comprensión del componente espiritual de los retos de la vida diaria y la visión de la situación inmediata en el contexto de una realidad mayor o más profunda, sino que también nos enseña cómo ver lo sagrado del mundo que nos rodea, incluyendo a nuestros semejantes, los animales y el resto de la naturaleza.

Los árboles y las flores suelen olvidarse como fuente de nutrición espiritual dentro de nuestro mundo moderno e industrializado. Muchos de nuestros antepasados —como los miembros de las culturas indígenas y tradicionales de hoy día— apreciaron el poder curativo de los árboles y los usaban para la curación a todos los niveles del ser. Además de su belleza los árboles son fuertes, elegantes, adaptables y están profundamente arraigados en lo que los indígenas norteamericanos llaman "la madre tierra". Desarrollando una relación más cercana con los árboles (muchos de nosotros de hecho teníamos un "árbol consentido" de niños) podemos compartir sus cualidades naturales.

Hay muchas formas de comunicarse con los árboles: descansando en su sombra, apoyándose en el tronco, e incluso trepándose a ellos podemos abrir una fuente de energía terrena que rara vez experimentamos. En mi libro *Árboles sagrados* (Sierra Club Books, 1994) di una información más detallada sobre los aspectos espirituales y curativos de los árboles y cómo podemos formar parte de ello.

Otra poderosa, y desechada, fuente natural de nutrimento espiritual son las flores. Aunque a la mayoría de nosotros nos gustan las flores, no nos tomamos el tiempo suficiente para poder apreciarlas. Las flores comparten con nosotros fuerza, gracia, color, formas y una asombrosa belleza. Las flores tienen mucho que enseñarnos de la vida. Una flor silvestre que crece (y prospera) en un hueco en la orilla del camino nos demuestra que se puede sobrevivir y prosperar hasta en las peores circunstancias. Una nueva flor puede revelar la belleza de su apertura y vulnerabilidad. Una flor en plena madurez puede decirnos el valor de entregarnos plenamente sin retraernos o preocuparnos por el qué dirán. Una flor marchitándose puede revelarnos la gracia y comprensión de la aceptación de la muerte como parte natural del ciclo de la vida.

Finalmente la oración también puede ser una poderosa fuerza de curación. Es una expresión desde lo más profundo de nuestro ser para darnos cuenta de la conexión que existe en la fuente de toda la vida. Al rezar, agradecemos nuestra unión con esa fuente tanto en lo interno como en lo externo. El rezo se ha comparado con el envío de "ondas de radio" de bondad hacia el mundo y el más allá.

Las oraciones pueden tomar muchas formas. Pueden ser repeticiones de una frase o palabra sagrada, pueden hacerse para la curación de uno mismo o de un ser querido, o pueden expresar un deseo sagrado para el mundo. La siguiente plegaria budista es especialmente bella:

> Haz que todas las personas y todas las formas de vida que nos rodean se llenen de Tu infinito amor y compasión. Enviamos pensamientos de amor particularmente a aquellos que sufren y padecen, a los que dudan o son ignorantes, a los que luchan por encontrar la verdad y a los que tienen los pies cerca del gran cambio que llamamos muerte; enviamos un mar de amor, sabiduría y compasión.

Siempre que rezamos nos abrimos a la posibilidad de una bendición de curación profunda. Es un acto de humildad basado en nuestro deseo de hacer realidad nuestra unidad e integridad. Es, en realidad, la meta última de la curación.

GUÍA DE RECURSOS

Organizaciones americanas

International Oxidative Medicine Association
P.O. Box 890910
Oklahoma City, OK 73189 USA
Tel: (405) 634-1310
Fax: (405) 634-7320

Patrocina una conferencia internacional anual y elabora una lista de médicos que usan las terapias bio-oxidantes en todo el mundo. La IOMA (antiguamente IBOMF) dirige seminarios de entrenamiento para médicos, reúne fondos para la investigación de las terapias bio-oxidantes y distribuye información acerca de las mismas en todo el mundo.

The International Ozone Association, Inc.
Pan American Group
31 Strawberry Hill Avenue
Stamford, CT 06902 USA
Tel: (203) 348-3542
Fax: (203) 967-4845

Es una red de información y transferencia de tecnología en todas las áreas relacionadas con el ozono (incluyendo el ozono médico). Publica una revista trimestral y otro tipo de publicaciones. Patrocina diversas conferencias en todo el mundo.

Centro del Ozono
Apartado 6880
La Habana
Cuba
Tel. (53) 7- 210252, 2100588
Fax (53) 7-210654, 2100233

El Centro del Ozono investiga las aplicaciones médicas e industriales del ozono. Atiende a pacientes, ofrece entrenamiento a los médicos, organiza conferencias y produce generadores de ozono.

ECHO
P.O. Box 126
Delano, MN 55328 USA

La ECHO (Ecumenical Catholic Help Organization) es una sociedad fundada por Walter Grotz, uno de los más conocidos defensores de las terapias bio-oxidantes. La ECHO ofrece un paquete de información acerca del peróxido de hidrógeno y el ozono médico a cambio de una donación de tres dólares. Véase también *ECHO Newsletter* en la página 220.

Keep Hope Alive
P.O. Box 27041
West Allis, WI 53227 USA

Es una organización que ofrece estrategias relacionadas con la dieta, el ozono y otras terapias naturales para los afectados por el VIH. Publica gacetas ocasionales y el aclamado libro *AIDS Control Diet*. También ha recopilado una colección de artículos acerca del ozono médico recogidos de las revistas médicas, la cual está a la venta. Para escuchar el mensaje telefónico mensual actualizado llame al (414) 548-4344.

Physicians Committee for Responsible Medicine
5100 Wisconsin Avenue, N.W., Suite 404
Washington, DC 20016 USA

Aunque no está relacionado con las terapias bio-oxidantes, este grupo presentó los Nuevos Cuatro Grupos de Alimentos y promueve la salud preventiva, unos niveles superiores de ética y eficacia en las investigaciones y alternativas para la investigación animal. Publica *Good Medicine*.

Ann Wigmore Foundation
Ann Wigmore Institute
196 Commonwealth Avenue
Boston, MA 02116

Ann Wigmore fue la directora de la propuesta del estilo de vida natural comiendo alimentos crudos y vivos (como los germinados y el germen de trigo) para mantener y recuperar la buena salud. Trabajó con muchos pacientes con cáncer, corazón y SIDA, a menudo con resultados sorprendentes. Diversos practicantes de las terapias bio-oxidantes recomiendan su programa a las personas que están sometidas a terapias con ozono y peróxido de hidrógeno. Tanto la fundación (en Boston) como el instituto (en Puerto Rico) ofrecen programas de enseñanza para explicar cómo se debe alimentar uno a base de alimentos vivos.

Organizaciones europeas

The International Ozone Association
International Coordinating Office
c/o Société des Eaux du Nord
217, Boulevard de la Liberté
59800 Lille, Francia

Es la oficina central de la asociación que coordina sus programas internacionales en todo el mundo.

Gesellschaft fur Ozon- und Sauerstoff- Anwendungen (G.O.S.)
Klagenfurterstrasse 4
Feurbach
70469 Stuttgart, Alemania

Proporciona una lista de médicos y profanos practicantes del ozono en Europa.

ECHO-UK
c/o Alwyne Pilsworth
13 Albert Road
Retford
Nottinghampshire DN22 6JD
Inglaterra

Es un afiliado inglés de la ECHO de Estados Unidos (véase página 218).

Publicaciones

ECHO Newsletter
9845 N.E. 2nd Avenue
Miami, FL 33138 USA
Tel: (305) 759-8710

Es una gaceta trimestral que contiene noticias acerca de las terapias bio-oxidantes así como consejos sobre productos relacionados. Es publicada por *The Family News* (véase más adelante) a beneficio de la ECHO.

The Family News
9845 N.E. 2nd Avenue
Miami, FL 33138 USA
Tel: (800) 284-6263, (305) 759-8710

Se trata de una gacetilla y un catálogo que se envía por correo dedicado exclusivamente a las terapias bio-oxidantes y otros productos relacionados.

Townsend Letter for Doctors and Patients
911 Tyler Street
Port Townsend, WA 98368 USA

Es una revista escrita principalmente por y para los profesionales sanitarios. Explora las terapias alternativas y complementarias para la prevención y cura de las enfermedades. Está llena de información acerca de hierbas, nutrición, homeopatía y otras modalidades, cada tema tiene uno o dos artículos acerca de las terapias bio-oxidantes.

Positive Health News
HIV Treatment News
Keep Hope Alive
P.O. Box 27041
West Allis, WI 53227 USA

Estas excelentes gacetas son editadas por Mark Konlee, el autor de *AIDS Control Diet*. Se publican varias veces al año y se enfocan primordialmente en el uso de las terapias bio-oxidantes para la prevención y tratamiento de los problemas relacionados con el VIH, aunque se discuten otros tipos de aproximación natural.

Videos

Ozone and the Politics of medicine
Threshold Film, Inc.
#301-356 East Sixth Avenue
Vancouver, B.C. V5T 1K1, Canadá
Tel: (604) 873-4626

Es un documental producido de forma profesional y provocativa sobre el punto de vista del gobierno de estados Unidos acerca del tratamiento de ozono para el SIDA y otras enfermedades. Disponible en Threshold Film o en *The Family News* (dirección en la página 220).

Oxygen Therapies Introductory Video
Es un video de dos horas de duración del primer viaje de lectura

australiano de Ed McCabe. Está disponible en *The Family News* (dirección en la página 220).

Libros

Sobre las terapias bio-oxidantes

Donsbach, Kurt W., *Wholistic Cancer Therapy* and *Oxygen-Peroxides-Ozone* (Tulsa: Rockland Corporation, 1992 y 1993). Folletos acerca del trabajo del Dr. Donsbach con estas terapias naturales. Están disponibles en muchas tiendas de alimentos naturistas.

Douglas, William Campbell, *Hydrogen Peroxide, Medical Miracle* (Atlanta: Second Opinion Publishing, 1994). Es un libro pequeño que describe el trabajo original con peróxido de hidrógeno de los doctores Farr, Douglas y otros. Contiene muchos testimonios de pacientes y relatos sobre algunos casos. Se puede conseguir en las librerías y mediante *The Family News* (dirección en la página 220).

McCabe, Ed, *Oxygen Therapies* (Morrisville, N.Y.: Energy Publications, 1988). Es un libro completo acerca del peróxido de hidrógeno, el ozono y los productos relacionados. Está disponible en las librerías y a través de *The Family News* (dirección en la página 220).

Rilling, Siegfried y Renate Viebahn, *The Use of Ozone in Medicine* (Heidelberg: Haug Publishers, 1987). Resulta una excelente guía para los médicos. Haug publicó una nueva edición, con ligeras revisiones, bajo el nombre de Dr. Viebahn, en 1994. Se encuentra disponible en Medicina Biológica, 2937 Flanders St., Portland, OR 97232 USA.

Sobre las terapias naturales y complementarias (incluyendo la dieta)

Gawler, Ian, *You Can Conquer Cancer* (Wellingborough: Thorsons Publishing, 1987). Es una guía de autoayuda para recuperarse del cáncer escrita por las personas que han tenido que pasar por esta enfermedad. Incluye información sobre la dieta y otras estrategias de curación.

Gray, Robert, *The Colon Health Handbook* (Oakland: Rockridge Publishing Company, 1982). Es un folleto acerca de la limpieza del colon y salud intestinal. Ampliamente disponible.

Gregory, Scott J., *A Holistic Protocol for the Immune System* (Joshua Tree, Calif.: Tree of Life Publications, 1992). Es un manual para los pacientes de VIH/SIDA, que incluye consejos sobre cómo tratar las infecciones oportunistas por medios naturales.

Konlee, Mark, *AIDS Control Diet*, 6ª edición (W. Allis, Wisc: Keep Hope Alive, 1994). Es una excelente fuente de conocimientos acerca de la nutrición y las terapias alternativas/complementarias para las personas infectadas con VIH. Está disponible en Keep Hope Alive (dirección en la página 000).

Lee, William H., *Getting the Best out of Your Juicer* (New Canaan, Conn: Keats Publishing, 1992). Es un extenso libro acerca de los jugos de frutas y verduras, incluye recetas y fórmulas para ciertos problemas de salud. Ampliamente disponible.

Passwater, Richard A., *Cancer Prevention and Nutritional Therapies* (New Canaan, Conn: Keats Publishing, 1993). Trata sobre cómo la dieta y la nutrición pueden afectar el curso del cáncer.

Robbins, John, *Diet for a New America* (Walpole, N.H.: Stillpoint Publishing, 1987). Es una excelente guía basada en investigaciones para comer los alimentos del nivel inferior de la cadena de nutrición.

Shannon, Sara, *Good Health in a Toxic World* (New York: Warner Books, 1994). Es una guía extensa y bien informada para luchar contra los radicales libres. Incluye ejercicios y recetas.

Vogel, Alfred, *The Nature Doctor* (New Canaan, Conn: Keats Publishing, 1992). Es un manual extenso sobre la medicina natural y complementaria, escrito por un médico naturista de noventa años de edad. Ampliamente asequible.

Walker, N.W., *Diet and Salad Suggestions* (Phoenix: Norwalk Press, 1970). Es un libro clásico de recetas de alimentos crudos. Se publicó por primera vez en 1940.

Walker, N.W., *Raw Vegetable Juices* (New York: Jove Books, 1989). Es un reimpresión del libro clásico de Walker, publicado en 1936. Está considerado como la Biblia de los jugos de verduras. Ampliamente asequible.

Wigmore Ann, *Overcoming AIDS* (Boston: Ann Wigmore Foundation, 1987). Es un protocolo holístico para el SIDA que se centra en la limpieza corporal, una nutrición a base de alimentos vivos y el rejuvenecimiento natural. Wigmore escribió muchos otros libros sobre el estilo de vida a base alimentos vivos, germinados, germen de trigo y temas relacionados. Se puede obtener en tiendas de alimentos naturistas o mediante la fundación Ann Wigmore (dirección en la página 219). Para mayor información acerca de la aproximación de Ann Wigmore a la curación se puede consultar su libro *Be Your Own Doctor* (Garden City Park, N.Y.: Avery Books, 1990).

Algunos libros generales sobre salud holística

Anderson, Robert A., *Wellness Medicine* (New Canaan, Conn: Keats Publishing, 1987). Es una guía muy completa, bien informada y práctica para la salud y la curación.

Barash, Marc Alan, *The Healing Path* (Los Ángeles: Jeremy P. Tarcher, 1993). Se trata de un libro de autoayuda acerca de cómo "los momentos más oscuros de la vida del ser humano se pueden convertir en un viaje hacia la curación".

Chopra, Deepak, *Quantum Healing* (New York: Bantam New Age, 1989). Se trata de una exploración de las fronteras de la medicina de la mente-cuerpo realizada por este doctor holístico tan afamado.

Dethlefsen, Thorwald y Rudiger Dalhke, *The Healing Power of Illness* (Rockport Mass: Element Books, 1990). Es un estimulante libro sobre el significado interior de los síntomas de las enfermedades y su interpretación psicológica.

Epstein, Donald y Nathaniel Altman, *The Twelve Stages of Healing* (San Rafael, Calif.: New World Library, 1994). Es una poderosa guía de autoayuda para lograr la curación y la transformación personal viajando a través de los doce estados del proceso de curación.

Harrison, John, *Love Your Disease* (Santa Mónica, Calif.: Hay House, 1989). Es un magnífico libro escrito por un doctor que expone la base psicológica de las enfermedades y que incluye información sobre por qué la gente decide enfermarse, qué hace para impedir la recuperación y cómo puede ocurrir la auto-curación.

Hay, Louise L., *The AIDS Book* (Santa Mónica, Calif.: Hay House, 1988). Es un manual de autoayuda para asistir a las personas que padecen SIDA y otras enfermedades fatales usando las aproximaciones prácticas de Louise Hay para conseguir el amor por uno mismo y la transformación personal. Su popular libro *You Can Heal Your Life* es también una fuente muy valiosa.

Justice, Blair, *Who Gets Sick?* (Los Ángeles: Jeremy P. Tarcher, 1988). Es un libro accesible y bien documentado acerca de cómo nuestras creencias, maneras de ser y comportarnos afectan a nuestra salud.

Kunz, Dora, ed., *Spiritual Aspects of the Healing Arts (Wheaton*, Ill.: Quest Books, 1985). Es una excelente antología que explora muchos de los aspectos profundos de curación de una variedad de curanderos.

Locke, Steven y Douglas Colligan, *The Healer Within* (N.Y.: Mentor Books, 1986). Es un libro acerca de la psiconeuroinmunidad y la medicina de cuerpo-mente.

Mikluscak-Cooper, Cindy y Emmett E. Miller, *Living in Hope* (Berkeley: Celestial Arts, 1991). Es un valioso libro que contiene doce pasos a seguir para las personas que están en riesgo de contraer o están infectados con VIH.

Ornstein, Robert y David Sobel, *The Healing Brain* (N.Y.: Touchstone, 1989). Trata de cómo la inteligencia puede mantenernos sanos.

Siegel, Bernie S., *Peace, Love and Healing* (N.Y.: Harper-Collins, 1989). Es un inspirado libro acerca de la conexión mente-cuerpo y el camino hacia la autocuración.

Simonton, O. Carl, Reid Henson y Brenda Hampton, *The Healing Journey* (N.Y.: Bantam Books, 1992). Es un libro sobre la curación mente-cuerpo que relata las experiencias de un paciente con cáncer. Incluye ejercicios con ilustraciones y un plan de salud de dos años de plazo.

Simonton, O. Carl, Stephanie Mathews-Simonton y James L. Creighton, *Getting Well Again* (N.Y.: Bantam Books, 1981). Es un libro acerca de la "personalidad del cáncer" y las formas de recuperación de la enfermedad cambiando las perspectivas de uno mismo.

Otros productos

Cada vez hay más variedad de productos bio-oxidantes y de oxigenación, incluyendo cremas para la piel saturadas de oxígeno, complementos nutritivos, aerosoles para la piel y limpiadores de colon, disponibles para el público general mediante orden de correo y tiendas de alimentos naturistas. Mucha gente ya ha usado estos productos y pueden testificar su eficacia. Otros piensan que un gasto inútil.

Con las posibles excepciones del aceite de oliva ozonado y los productos "superoxy" del Dr. Donsbach (que están hechos de peróxido de magnesio) los complementos y las cremas se enfocan en el incremento de la *oxigenación* en oposición a la *oxidación*. Algunos de estos productos no han pasado por ningún análisis riguroso de laboratorio ni clínico y no se han probado en hospitales o escuelas de medicina.

Muchas personas se han interesado por los purificadores de aire comerciales que generan ozono. Los fabricantes suelen proclamar que estos generadores de ozono proporcionan oxígeno adicional para la respiración además de matar las bacterias, hongos, levaduras y motas de polvo. Se supone que eliminan los contaminantes dañinos del aire como el humo del cigarro y otras toxinas.

El uso de estas máquinas es controvertido. Muchos científicos creen que la inhalación de ozono es peligrosa para la salud, aunque existe ciertas duda referente a lo que constituye una concentración peligrosa. Como ya mencionamos, los médicos rusos han introducido el ozono terapéutico en los pulmones de pacientes críticamente enfermos sin tener reacciones adversas. Muchos defensores profanos de las terapias bio-oxidantes creen que usar los generadores de ozono para purificar el aire es sano y seguro. Una máquina tal fue usada para purificar el aire en el área de exhibición de una conferencia sobre las terapias bio-oxidantes a la que asistí hace varios años. Ed McCabe, autor de *O₂xygen Therapies* y principal exponente de los beneficios de salud del ozono y el peróxido de hidrógeno terapéutico en Estados Unidos, ha usado un generador de ozono portátil durante años, tanto en su casa como durante sus viajes. Él lo encuentra particularmente benéfico para la limpieza del aire de las habitaciones de hotel.

Ya que el asunto principal de este libro se limita a describir las terapias médicas bio-oxidantes que se han investigado en laboratorios, clínicas y hospitales, el autor no puede hacer una evaluación de la seguridad y eficacia de estos productos en este contexto. Si usted está interesado en saber más acerca de ellos, hable con la persona que atienda en alguna de las tiendas naturistas de su localidad o consulte las páginas de *ECHO Newsletter* o *The Familiy News*, cuyas direcciones aparecen en la página 220.

Las solicitudes de suscripción a través de Internet e-mail se deben enviar a: majordomo@io.org
escriba en la primera línea: subscribe oxytherapy-1

NOTAS

Capítulo 1. ¿Qué son las terapias bio-oxidantes?

1. R. Radel y M.H. Navidi, *Chemistry* (St. Paul: West Publishing, 1990), pp. 441,445.
2. S.S. Hendler, *The Oxygen Breakthrough* (New York: Pocket Books, 1989), *p.* 79.
3. M. Barry y M. Cullen, "The Air You Breathe Up There", en *Condé Nast Traveller*, diciembre de 1993, pp.110-112.
4. Otto Warburg, *The Prime Cause and Prevention of Cancer* (Wurzburg: K. Triltsch, 1966).
5. D.M. Considine, ed., *Van Nostrand's Scientific Encyclopedia*, 7ª edición, vol.2 (New York: Van Nostrand Rienhold, 1989), *p.* 2112.
6. Natalie Angier, "The Price We Pay for Breathing", en *The New York Times Magazine*, 25 de abril de 1993, *p.* 64.
7. David Lin, *Free Radicals and Disease Prevention* (New Canaan, Conn: Keats Publishing, 1993), pp. 19-21.
8. Sara Shannon, *Good Health in a Toxic World: The Complete Guide to Fighting Free Radicals* (New York: Warner Books, 1994).
9. Stephen A. Levine y Parris M. Kidd, *Antioxidant Adaptation* (San Leandro, Calif.: Allergy Research Group, 1986), *p.* 63.
10. Agler, *op.cit.*, *p.* 100.
11. Marie Thérès Jacobs, "Adverse Effects and Typical Complications in Ozone-Oxygen Therapy", en *Ozonachrichten* 1 (1982): pp. 193-201.

12. T.H. Oliver y D.V. Murphy, "Influenzal Pneumonia: The Intravenous Use of Hydrogen Peroxide", en *The Lancet,* 21 de febrero de 1920, pp. 432-433.

13. *Oxidative Therapy* (Oklahoma City: International Bio-Oxidative Medicine Foundation, n.d.), pp. 2-3.

14. Frank Shallenberger, "Intravenous Ozone Therapy in HIV Related Disease", en *Proceedings: Fourth Interanational Bio-Oxidative Medical Conference,* abril de 1993.

15. M.T. Carpendale, entrevista de *Ozone and the Politics of Medicine* (Vancouver: Threshold Film, 1993).

16. Horst Kief, entrevista de *Ozone and the Politics of Medicine* (Vancouver: Threshold Film, 1993).

17. *The Value Line Investment Survey* 69, nº8 (5 de noviembre de 1993): 1258.

Capítulo 2. El ozono

1. *Chemical Technology: An Encyclopedic Treatment,* vol. 1 (New York: Barnes & Noble, 1968), *p.* 79.

2. Siegfried Rilling y Renate Viebahn, *The Use of Ozone in Medicine* (Heidelberg: Haug Publishers, 1987), *p.* 17.

3. A.C. Baggs, "Are Worry-Free Transfusions Just a Whiff of Ozone Away?" en *Canadian Medical Association Journal* (1 de abril de 1993): 1159.

4. Margaret Gilpin, "Update-Cuba: On the Road to a Family Medicine Nation", en *Journal of Public Health Policy,* 12, nº1 (primavera de 1991): 90-91.

5. Andrés Oppenheimer, *Castro's Final Hour* (New York: Touchstone Books, 1993) pp. 82-83.

6. *Chemical Technology, op.cit.,* pp. 82-83.

7. *McGraw-Hill Encyclopedia of Science & Technology,* 6ª ed., vol.12, (New York: McGraw-Hill, 1987), *p.* 610.

8. Othmer, *Encyclopedia of Chemical Technology,* 3ª ed., vol. 16, (New York: John Wiley & Sons, 1981), *p.* 705.

9. *Ibid., p.* 704.

10. *Chemical Technology,* op.cit., *p.* 82.

11. Othmer, *op.cit., p.* 710.

12. Véanse notas 10 y 11.

13. Rilling y Viebahn, *op.cit., p.* 17.

14. *Ibid.,* pp. 177-178.

15. *Proceedings of the First Iberoamerican Congress on Ozone Application* (La Habana: Centro Nacional para la Investigación Científica, 1990).
16. *Revista CENIC Ciencias Biológicas*, 20, nº 1-2-3 (1989).
17. Silvia Menéndez, *Ozomed/Ozone Therapy* (La Habana: Centro Nacional para la Investigación Científica, 1993).
18. Fritz Kramer, "Ozone in the Dental Practice", en *Medical Applications of Ozone*, editado por Julius LaRaus (Norwalk, Conn: International Ozone Association, Pan American Committee, 1983), pp. 258-265.
19. Gerard Sunnen, "Ozone in Medicine: Overview and Future Direction", en *Journal of Advancement in Medicine 1*, nº3 (otoño de 1988).
20. Rilling y Viebahn, *op.cit.*, pp. 136-37.
21. *Proceedings of the First Iberolatinamerican Congresss, op.cit.*
22. Sunnen, *op.cit.*
23. S.N. Gorbunov *et al.*, "The Use of Ozone in the Treatment of Children Suffered Due to Different Catastrophies", en *Ozone in Medicine: Proceedings Eleventh Ozone World Congress* (Stamford, Conn.: International Ozone Association, Pan American Committee, 1993): M-3:31-33.
24. Horst Kief, *The Autohomologous Immune Therapy*, monografía (Ludwigshafen. Kief Clinic, 1992).

Capítulo 3. El peróxido de hidrógeno

1. Ed McCabe, *O₂xygen Therapies* (Morrisville, N.Y.: Energy Publications, 1988), pp. 24-25.
2. Anthony di Fabio, *Suplement to the Art of Getting Well* (Franklin, Tenn.: The Rheumatoid Disease Foundation, 1989), capítulo 3, *p.* 17.
3. C.H.Farr, *Protocol for the Intravenous Administration of Hydrogen Peroxide* (Oklahoma City: International Bio-Oxidative Medicine Foundation, 1993), pp. 29-31.
4. *McGraw-Hill Encyclopedia of Science and Technology*, 6ª ed., vol. 12 (New York: McGraw-Hill, 1987), *p.* 596.
5. *Hydrogen Peroxide Uses in Agriculture* (Glencoe, Minn.: Farmgard Products, n.d.).
6. T.H. Oliver y D.V. Murphy, "Influenzal Pneumonia: The Intravenous Use of Hydrogen Peroxide", *The Lancet*, 21 de febrero de 1920, pp. 432-433.
7. McCabe, *op.cit.*, pp. 148-149.
8. J.W. Finney *et al.*, "Protection of the Ischemic Heart with DMSO Alone or DMSO with Hydrogen Peroxide", en *Annals of the New York Academy of Sciences* 151 (1967): 231-241.

9. H.C. Urschel, Jr., *Circulation* 31, suplemento 2 (1965): 203-210.

10. H.C. Urschel, Jr., "Cardiovascular Effects of Hydrogen Peroxide", en *Diseases of the Chest* 51 (febrero de 1967): 187-188.

11. Farr, *op.cit., p.* 32.

12. *Ibid.*, pp. 38-39.

13. Di Fabio, *op.cit., p.* 15.

14. *Oxidative Therapy* (Oklahoma City: International Bio-Oxidative Medicine Foundation, n.d.), *p.* 3.

15. Betsy Russel-Manning, ed., *Self-Treatment for AIDS, Oxygen Therapies, etc.* (San Francisco: Greensward Press, 1988), *p.* 19.

16. Kurt Donsbach, *Oxygen - Peroxide - Ozone* (Tulsa: Rockland Corporation, 1993), pp. 44-45.

17. Conrad LeBeau, *Hydrogen Peroxide Therapy*, 9ª ed. (Monterey, Calif.: Conrad LeBeau, 1993), pp. 8-9.

18. Donsbach, *op.cit., p.* 45.

19. Conversación con Charles H. Farr, 4 de febrero de 1994.

20. Y. Oya *et al.*, "The Biological Activity of Hydrogen Peroxide", en *Mutation Research* 172 (1986): 245-253.

21. Bill Thomson, "Do Oxygen Therapies Work?" en *East West*, septiembre de 1989, *p.* 110.

22. C.H. Farr, "The Use of Hydrogen Peroxide to Inject Trigger Points, Soft Tissues Injuries and Inflamed Joints", monografía (Oklahoma City: C.H. Farr, 1993).

23. Farr, *Protocol, op.cit.*, pp. 9-13

SEGUNDA PARTE. LAS TERAPIAS BIO-OXIDANTES EN MEDICINA

1. J. Varro, "Ozone Applications in Cancer Cases", en *Medical Applications of Ozone*, (Norwalk, Conn.: International Ozone Association, Pan American Committee, 1983), *p.* 98.

2. Paul A. Sergios, *One Boy at War: My Life in the AIDS Underground* (New York: Alfred A. Knopf, 1993), *p.* 84.

3. *Ibid.*

Capítulo 4. Enfermedades cardiovasculares

1. Siegfried Rilling y Renate Viebahn, *The Use of Ozone in Medicine* (Heidelberg: Haug Publishers, 1987), *p.* 48.

2. R.T. Canoso et al., "Hydrogen Peroxide y Platelet Function", Blood 43, nº5 (mayo de 1974).

3. B.N. Yamaja Setty et al., "Effects of Hydrogen Peroxide on Vascular Arachidonic Acid Metabolism", en Prostaglandins Leukotrienes and Medicine 14 (1984): 205-213.

4. P.H. Levine et al., "Leukocyte. Platelet Interaction", en Journal of Clinical Investigation 57 (abril de 1976): 955-963.

5. C.H. Farr, "The Therapeutic Use of Hydrogen Peroxide", en Towsend Letter for Doctors, julio de 1987, p. 185.

6. N.I. Zhulina et al., "Ozonotherapy Efficiency in the Treatment of Patients with Atherosclerosis of Coronary and Cerebral Vessels", en Ozone in Medicine: Proceedings of the Eleventh Ozone World Congress (Stamford, Conn.: International Ozone Association, Pan American Committee, 1993): M-2:9-11.

7. Ottokar Rokitansky, "Clinical Study of Ozone Therapy in Peripheral Arterial Circulatory Disorders", Medical Applications of Ozone, editado por Julius LaRaus (Norwalk, Conn.: International Ozone Association, Pan American Committee, 1983), 33-54.

8. A. Romero et al., "La ozonoterapia en la arteriosclerosis obliterante", en Revista CENIC Ciencias Biológicas 20, nº1-2-3: 70-76.

9. B.A. Korolyov et al., "Ozone Application by Cardiosurgical patients in Correction of Heart Defects, Complicated by Infectious Endocarditis", en Ozone in Biology and Medicine (Nizhny Novgorod: Ministerio de Salud Pública de la Federación Rusa, 1992), p. 88.

10. J.W. Finney et al., "Removal of Cholesterol and Other Lipids from Experimental Animal and Human Atheromatous Arteries by Dilute Hydrogen Peroxide", en Proceedings: Third International Symposium on Hyperbaric Medicine (1965).

11. F. Hernández et al., "Effect of Endovenous Ozone Therapy on Lipid Pattern and Antioxidative Response of Ischemia Cardiopathy Patients", en Ozone in Medicine: Proceedings of the Eleventh ozone World Congress (Stamford, Conn.: International Ozone Association, Pan American Committee, 1993): M-2-12-19.

12. H.C. Urschel, Jr., "Cardiovascular Effects of Hydrogen Peroxide", en Diseases of the Chest 51 (febrero de 1967): 187-188.

13. J.W. Finney et al., "Protection of the Ischemic Myocardium with DMSO Alone or in Combination with Hydrogen Peroxide", en Annals New York Academy of Sciences (1967).

14. S.P. Peretyagin, "Mechanisms of Ozone Medicinal Effect in Case of

Hypoxy", en *ozone in Biology and Medicine* (Nizhny Novgorod: Ministerio de salud Pública de la Federación Rusa, 1992), 76.

15. E. Devesa *et al.*, "Ozone Therapy in Ischemic Cerebro-Vascular Disease", en *Ozone in Medicine: Proceedings of the Eleventh Ozone World Congress* (Stamford, Conn.: International Ozone Association, Pan American Committee, 1993): M-4-10-18.

Capítulo 5. Cáncer

1. Otto Warburg, The Prime Cause and Prevention of Cancer (Wurzburg: K Tritsch, 1966).

2. James D. Watson, *Molecular Biology of the Gene* (New York: W.A. Benjamin, 1965), *p.* 469.

3. J.Varro, "Die krebsbehandlung mit ozon", en *Erfahrungsheilkunde* 23 (1974): 178-181.

4. F. Sweet *et al.*, "Ozone Selectively Inhibits Growth of Cancer Cells", en *Science* 209 (22 de agosto de 1980): 931-932.

5. Betsy Russell-Manning, ed., *Self-treatment for AIDS, Oxygen Therapies, etc.* (San Francisco: Greenwood Press; 1988) *p.* 23.

6. J.T. Mallams *et al.*, "The Use of Hydrogen Peroxide as a Source of Oxygen in a Regional Intra-Arterial Infusion System", en *Southern Medical Journal* (marzo de 1962).

7. B.L. Aronoff *et al.*, "Regional Oxygenation in Neoplasms", en *Cancer*, 18 (octubre de 1965): 1250.

8. H. Sasaki *et al.*, "Application of Hydrogen Peroxide to Maxillary Cancer", en *Yonago Acta Medica* 11, nº 3 (1967): 149.

9. C.F. Nathan y Z.A. Cohn "Antitumor Effects of Hydrogen Peroxide in Vivo", en *Journal of Experimental Medicine* 154 (noviembre de 1981): 1548.

10. C.F. Nathan *et al.*, "Extracellular Cytosis by Activated Macrophages and Granulocytes", en *Journal of Experimental Medicine* 149 (enero de 1979): 109.

11. M.K. Samoszuk *et al.*, "In Vitro Sensitivity of Hodgkin's Disease to Hydrogen Peroxide Toxicity", *cancer* 63 (1989):2114.

12. M. Arnan y L. E. DeVries, "Effects of Ozone/Oxygen Gas Mixture Directly Injected into the Mammary Carcinoma of the Female C3H/HEJ Mice", en *Medical Applications of Ozone*, editado por Julius LaRaus (Norwalk, Conn.:International Ozone Association Pan American Committee, 1983): 101-7

13. L.Paulesu *et al.*, "Studies on the Biological Effects of Ozone: 2. Induction of Tumor Necrosis Factor on Human Leucocytes", en *Lymphokine and Cytokine Research* 10 nº5 (1991):409-412.

14. Sweet, *op.cit.*

15. J. Varro, en "Ozone Applications in Cancer Cases", en *Medical Applications of Ozone*, editado por Julius LaRau (Norwalk, Conn.: International Ozone Association Pan American Committee, 1983): 94-95.

16. *Ibid.* pp. 97-98.

17. Kurt W. Donsbach y H.R. Alsleben, *Wholistic Cancer Therapy* (Tulsa: Rockland Corporation, 1992), *p.* 49.

18. Kurt W. Donsbach, *Oxygen-Peroxides-Ozone*, *p.* 66.

19. Carta del Dr. Kurt W. Donsbach, 30 de diciembre de 1993.

20. Entrevista con Jon Greenberg, M.D., 21 de diciembre de 1993.

21. Entrevista con Horst Kief, M.D., 15 de diciembre de 1993.

22. *Ibid.*

Capítulo 6. VIH/SIDA

1. Unpublished data, Division of PHS Budget, U.S. Public Health Service, Dept. of Health and Human Services, Bethesda, Md., 22 de abril de 1994, *p.* 5.

2. Burroughs Wellcome Financial Report, 1992-1993.

3. Siegfried Rilling y Renate Viebahn, *The Use of Ozone in Medicine* (Heidelberg: Haug Publishers, 1987), pp. 41-44.

4. *CDC National AIDS Hotline Training Bulleting*, nº67, 31 de noviembre de 1993, *p.*1.

5. *Ibid.*

6. Peter Duisberg, "HIV and AIDS: Correlation but Not Causation", en *Proceedings of the New York Academy of Sciences* 86 (febrero de 1989): 755-64.

7. *Health Facts*, julio de 1992, p.4.

8. *Ibid.*

9. Entrevista con la Dra. Julianne Sacher, 26 de enero de 1994.

10. Carta del Dr. Frank Shallenberger, 9 de diciembre de 1993.

11. M.T. Carpendale y J.K. Freeberg, "Ozone Inactivates HIV at Non-Cytotoxic Concentrations", en *Antiviral Research* 16 (1991): 281-92.

12. K.H. Wells *et al.*, "Inactivation of Human Immunodeficiency Virus Type I by Ozone In Vitro", en *Blood* 78 nº7 (1 de octubre de 1991): 1882.

13. G.V. Kornilaeva *et al.*, "Ozone Influence on HIV Infection in Vitro", en

Ozone in Biology and Medicine (Nizhny Novgorod: Ministerio de Salud Pública de la Federación Rusa, 1992): 86.

14. A.C. Baggs, "Are Worry-Free Transfusions Just a Whiff of Ozone Away?", en *Canadian Medical Association Journal* (1 de abril de 1993) 1159.

15. M.E. Shannon, entrevista en *Ozone and the Politics of Medicine* (Vancouver: Threslhold Film, 1993).

16. Horst Kief, "Die Biologischen Grundlagen der Autohomologen Immunotherapie", *Erfahrungsheilkunde* 37, nº7 (julio de 1988): 175-180.

17. Horst Kief, entrevista en *Ozone and the Politics of Medicine* (Vancouver: Threshold Film, 1993).

18. Alexander Pruess, "Positive Treatment Results in AIDS Therapy", en *OzoNachrichten* 5 (1986): 3-5.

19. Horst Kief, *Ozone and the Auto-homologus Immune Therapy in AIDS Patients*, monografía (Ludwigshafen: Kief Clinic, 1993).

20. M.T. Carpendale y J. Griffiss, "Is There a Role for Medical Ozone in the Treatment of HIV and Associated Infections?", en *Ozone in Medicine: Proceedings of the Eleventh Ozone World Congress* (Stamford, Conn.: International Ozone Association, Pan American Committee, 1993): M-138-43.

21. M.T. Carpendale *et al.*, "Does Ozone Alleviate AIDS Diarrhea?" *Journal of Clinical Gastroenterology* 17 (1993): 142-45.

22. F. Shallenberger, "Intravenous Ozone Therapy in HIV-Related Disease", en *Proceedings: Four International Bio-Oxidative Medicine Conference* (Oklahoma City: IBOM, 1993).

23. Case Studies, monografía (Salisbury, N.C.: Cure AIDS Now, 1993).

24. John C. Pittman, "Introduction", monografía (Salisbury, N.C.: Cure AIDS Now, 1993), p. 2.

25. G.E. Garber *et al.*, "The Use of Ozone Treated Blood in the Therapy of HIV Infection and Immune Disease", *AIDS* 5 (1991): 981-984.

26. Carta del comandante Michael E. Shannon, 21 de enero de 1994.

27. Entrevista con la Dra. Silvia Menéndez, 6 de enero de 1994.

28. *A Special Report from Keep Hope Alive*, nº4, 13 de diciembre de 1993, p.2.

29. M.T. Carpendale y J. Griffiss, "Is there a Role for Medical Ozone in the Treatment of HIV and Associated Infections?", en *Ozone in Medicine: Proceedings of the Eleventh Ozone World Congress* (Stamford, Conn.: International Ozone Association, Pan American Committee, 1993): M-1:38.

30. Mark Konlee, *AIDS Control Diet*, 4ª ed. (W. Allis, Wisc.: Keep Hope Alive, 1992), pp. 36-37.

31. Declaración de Randolph F. Wykoff ante el Comité Judicial, Subcomité sobre el Crímen y la Justicia Criminal, Cámara de Representantes, 23 de mayo de 1993.

32. Testimonio de Richard Schrader sobre el fraude del SIDA ante el Comité Judicial, Subcomité sobre el Crímen y la Justicial Criminal, Cámara de Representantes, 23 de mayo de 1993.

Capítulo 7. Aplicaciones adicionales de las terapias bio-oxidantes

1. Jon Greenberg, "An Auto-Vaccine for Human Use Produced with the Aid of Ozone Gas", en *Ozone in Medicine: Proceedings of the Eleventh Ozone World Congress* (Stamford, Conn.: International Ozone Association, Pan American Committee, 1993): M-3-21.

2. Entrevista con el capitán M. E. Shannon en "Ozone and the Politics of Medicine" (Vancouver: Threshold Film, 1993).

3. *Proceedings of the Tenth Ozone World Congress*, Monaco, 1991, pp. 87-93.

4. R. Wong *et al.*, "Ozonoterapia analgésica", en *Revista CENIC Ciencias Biológicas* 20 (1989): 143.

5. E. Riva Sanseverino, "Knee-Joint Disorders Treated by Oxygen-Ozone Therapy", *Europa Medicophysica* 25, nº3 (1989): 163-170.

6. Gilbert Glady, "Diverse Pathology Treated in Medical Ozone Clinic", en *Ozone in Medicine: Proceedings of the Eleventh Ozone World Congress* (Stamford, , Conn.: International Ozone Association, Pan American Committee, 1993): M-3-3.

7. H.Kief, "Die Behandlung des Asthma bronchiale mit der autohomologen Immuntherapie (AHIT)", en *Erfahrungsheilkunde* 9 (1990): 534.

8. J.Ramos *et al.*, "Estudio inmunológico de 25 pacientes grandes quemados tratados con ozono", en *Revista CENIC Ciencias Biológicas* 20, nº1-2-3; 116-120.

9. C.H. Farr, *The Therapeutic Use of Intravenous Hydrogen Peroxide*, monografía (Oklahoma City: Genesis Medical Center, enero de 1987), pp. 18-19.

10. N. Velasco, "Valor de la ozonoterapia en el tratamiento del pie diabético neuroinfeccioso", en *Revista CENIC Ciencias Biológicas* 20, nº1-2-3; 64-70.

11. R. Behar *et al.*, "Tratamiento de la úlcera gastroduodenal con ozono", en *Revista CENIC Ciencias Biológicas* 20, nº1-2-3; 60-61.

12. R. Santiesteban *et al.*, "Ozone Therapy in Optic Nerve Dysfunction", en *Ozone in Medicine: Proceedings of the Eleventh Ozone World Congress* (Stramford, Conn.: International Ozone Association, Pan American Committee, 1993): M-4-1-9.

13. S. Menéndez *et al.*, "Aplicación de la ozonoterapia en la retinosis pigmentaria", en *Revista CENIC Ciencias Biológicas* 20, n°1-2-3; 84-90.

14. Entrevista con Rosaralis Santiesteban, doctora en medicina, 5 de enero de 1994.

15. R.A.Mayer, "Experiences of a Pediatrician Using Ozone as a Chemotherapeutic Agent for the Treatment of Diseases of Children", en *Medical Applications of Ozone*, editado por Julius LaRaus (Norwalk, Conn.: International Ozone Association, Pan American Committee, 1983): 210.

16. J.O. Sardina *et al.*, "Tratamiento de la giardiasis recidivante con ozono", en *Revista CENIC Ciencias Biológicas* 20, n° 1-2-3; 61-64.

17. T. de la Cagigas *et al.*, "Use of Ozonized Oil on Patients with Vulvovaginitis", *First Iberolatinamerican Congress on Ozone Applications* (La Habana: Centro Nacional para la Investigación Científica, 1990): 66.

18. T.S.Kachalina *et al.*, "Some Aspects of Ozone Therapy Application in Gynecological Practice", en *Ozone in Biology and Medicine* (Nizhny Novgorod: Ministerio de Salud Pública de la Federación Rusa, 1992): 90.

19. N.M. Pobedinsky *et al.*, "Effectiveness of Ozone Therapy in the Treatment of Condilomatosis in Women", en *Ozone in Biology and Medicine* (Nizhny Novgorod: Ministerio de Salud Pública de la Federación Rusa, 1992):90.

20. H. Konrad, "Ozone vs. Hepatitis and Herpes", en *Medical Applications of Ozone*, editado por Julius LaRaus (Norwalk, Conn., International Ozone Association, Pan American Committee, 1983): 140-41.

21. C.H. Farr, "Rapid recovery from Type A/Shangai Influenza Treated with Intravenous Hydrogen Peroxide", monografía (Oklahoma City: C.H. Farr, 1993).

22. H.M. Dockrell y H.L. Playfair, "Killing of Blood-Stage Murine Malaria Parasites by Hydrogen Peroxide", en *Infection and Immunity* (enero de 1983): 456-459.

23. J. Wennstrom y J. Lindhe, "Effect of Hydrogen Peroxide on Developing Plaque and Gingivitis in Man", en *Journal of Clinical Periodontology* 6 (1979): 115-130.

24. H. Kief, "Die Behandlung der neurodermatitis mit autohomologer immuntherapie (AHIT)", *Erfahrungsheilkunde* 1 (1989).

25. H. Kief, "Die Behaunlung der neurodermatitis mit AHIT", *Erfahrungsheilkunde* 3a (marzo de 1993): 166-189.

26. A. Ceballos, "Tratamiento de la osteoartritis con ozono", en *Revista CENIC Ciencias Biológicas* 20, nº 1-2-3; 152.

27. E.R. Sanseverino, "Intensive Medical and Physical Treatment of Osteoporosis with the AID of Oxygen-Ozone Therapy", en *Europa Medicophysica* 24, nº 4 (1988): 199-206.

28. Entrevista con el Dr. Horst Kief, 15 de diciembre de 1993.

29. I.T.Vasilyev, "Perspectives of Ozone Application in the Treatment of Difused Peritonitis", en *Ozone in Biology and Medicine* (Nizhny Novgorod: Ministerio de Salud Pública de la Federación Rusa, 1992):89.

30. F. Menéndez *et al.*, "Ozonoterapia en la artritis reumatoidea", en *Revista CENIC Ciencias Biológicas* 20, nº 1-2-3; 144-51.

31. J.Greenberg, "An Auto-Vaccine for Human Use Produced with the Aid of Ozone Gas", en *Ozone in Medicine: Proceedings of the Eleventh Ozone World Congress* (Stamford, Conn.: International Ozone Association, Pan American Committee, 1993):M-3-21.

32. M. Rodríguez *et al.*, "Ozone Therapy for Senile Dementia", en *Ozone in Medicine: Proceedings of the Eleventh Ozone World Congress* (Stamford, Conn.: International Ozone Association, Pan American Committee, 1993): M-4-19-25.

33. Entrevista con el Dr. Josué García, 6 de enero de 1994.

34. H. Calvo *et al.*, "Experiencias preliminares en la utilización del ozono en pacientes de terapia intensiva del Hospital Carlos J. Finlay", en *Revista CENIC Ciencias Biológicas* 20, nº 1-2-3; 128-135.

35. S. Menéndez *et al.*, "Application of Medical Ozone Therapy in Patients with Sickle Cell Anemia. Preliminary Report", en *Ozone in Medicine: Proceedings of the Eleventh Ozone World Congress* (Stamford, Conn.: International Ozone Association, Pan American Committee, 1993):M-3-12-17.

36. Stephen B. Edelson, *Silicone Immune Dysfunction Syndrome*, monografía (Atlanta: Enviromental & Preventive Health Center, 1994).

37. S. L. Krivatin, "The Experience of Ozone Therapy in Dermato-venereological Dispensary", en *Ozone in Medicine: Proceedings of the Eleventh Ozone World Congress* (Stamford, Conn.: International Ozone Association, Pan American Committee, 1993):M-3-5-11.

38. T.de las Cagigas *et al.*, "Ozonized Oil and Its Efficacy in Epidermophitosis", en *First Iberolatinamerican Congress on Ozone Applications* (La Habana : Centro Nacional para la Investigación Científica, 1990): 63.

39. Konrad, *op.cit.*, p.144.

40. R. Mattassi *et al.*, "Ozone as Therapy in Herpes Simplex and Herpes Zoster Diseases", en *Medical Applications of Ozone*, editado por Julius LaRaus (Norwalk, Conn.: International Ozone Association, Pan American Committee, 1983): 136.

41. *Ibid.*, p.134.

42. J. Delgado, "Tratamiento con ozono del herpes zoster", en *Revista CENIC Ciencias Biológicas* 20, nº 1-2-3: 160-162.

43. Konrad, *op.cit.*, p. 147.

44. M. Manok, "On a Simple and Painless Treatment of Warts", *Hautarzt* 12 (septiembre de 1961): 425.

45. Mayer, *op.cit.*, p. 205.

46. S.N. Gorbunov *et al.*, "The Use of Ozone in the Treatment of Children Suffered Due to Different Catastrophies", en *Ozone in Medicine: Proceedings of the Eleventh Ozone World Congress* (Stamford, Conn.: International Ozone Association, Pan American Committee, 1993):M-3-31-33.

47. T. de la Cagigas *et al.*, "Therapy With ozonized Oil in Ulcers in LowerLimbs", *First Iberolatinamerican Congress on Ozone Applications* (La Habana: Centro Nacional para la Investigación Científica, 1990): 64.

48. G.A. Balla *et al.*, "Use of Intra-arterial Hydrogen Peroxide to Promote Wound Healing", en *American Journal of Surgery* 108 (noviembre de 1964).

TERCERA PARTE. EL PROTOCOLO HOLÍSTICO

1. Janet F. Quinn, "The Healing Arts in Modern Health Care", en Dora Kunz, *Spiritual Aspects of the Healing Arts* (Wheaton, Ill: Quest Books, 1985), p. 121.

2. John C. Pittman, *Comprehensive HIV/AIDS Protocol* (Salisbury, N.C.: Cure AIDS Now, 1993).

Capítulo 8. Limpieza corporal

1. Robert Gray, *The Colon Health handbook* (Oakland: Rockridge Publishing, 1982), p. 29.

2. *Ibid.*, pp. 37, 44.

3. Max Gerson, *A Cancer Therapy* (Bonita, Calif.: Gerson Institute/Pulse. 1990), pp. 216-217.

4. *Keep Hope Alive Newsletter*, 27 de septiembre de 1993.
5. Alfred Vogel, *The Nature Doctor* (New Canaan, Conn.: Keats Publishing, 1991), pp. 482-483.
6. Entrevista con la Dra. Julianne Sacher, 26 de enero de 1994.

Capítulo 9. Una dieta de oxigenación

1. David Pimental, *Handbook of Pest Management in Agriculture*, 2ª ed. (Boca Raton, Fla.:CRC Press, 1990).
2. Nathaniel Altman, *Nathaniel Altman's Total Vegetarian Cooking* (New Canaan, Conn.: Keats Publishing, 1980).
3. Sara Shannon, *Good Health in a Toxic World: The Complete Guide to Fighting Free Radicals* (New York: Warner Books 1994), p. 81.
4. *The New Four Food Groups* (Washington, D.C.: Physicians Committee for Responsible Medicine, 1991).
5. C.H. Farr, *Workbook on Free Radical Chemistry and Hydrogen Peroxide Metabolism* (Oklahoma City, IBOM Foundation, 1993), p.46.
6. S.S. Handler, *The Oxygen Breaktrough*, (New York: Pocket Books, 1989), p.150.
7. Carta del Dr. Kurt Donsbach, 30 de diciembre de 1993.
8. Mark Konlee, *AIDS Control Diet*, 6ª ed. (W. Allis, Wisc.: Keep Hope Alive, 1994), pp.68-70.
9. Ann Wigmore, *Overcoming AIDS* (Boston: Ann Wigmore Foundation, 1987), p. 96.

Capítulo 10. Complementos nutritivos y hierbas curativas

1. John C. Pittman, "Comprehensive HIV/AIDS Protocol" (Salisbury, N.C.: Cure AIDS Now, 1993).
2. S.S. Hendler, *The Oxygen Breakthrough* (New York: Pocket Books, 1989), p. 178.

Capítulo 11. Ejercicio aeróbico y respiración

1. S.S. Hendler, *The Oxygen Breakthrough* (New York: Pocket Books, 1989), p. 220.
2. Yogi Ramacharaka, *The Science of Breath* (Chicago: Yogi Publication Society, 1905), pp. 40-41.

Capítulo 12. Emociones, mente y espíritu

1. Donald Epstein, "There Is No Cure for Healing", en *The Network Release* (suplemento). primavera de 1993, p.1.
2. Larry Dossey, *Space, Time & Medicine* (Boulder: Shambhala Publications, 1982), p. 183.
3. Sara Shannon, *Good Health in a Toxic World: The Complete Guide to Fighting Free Radicals* (New York: Warner Books, 1994), pp. 180-187.
4. T. Dethlefsen y R. Dahlke, *The Healing Power of Illness* (Rockport, Mass.: Element Books, 1990), p. 7.
5. O. Carl Simonton, Stephanie Matthews-Simonton y James L. Creighton, *Getting Well Again* (New York: Bantam Books, 1980), pp. 61-62.
6. Jason Serenus, ed., *Psychoimmunity and the Healing Process* (Berkeley, Calif.: Celestial Arts, 1986), p. 72.
7. C. Mikluscak-Cooper y E.E. Miller, *Living in Hope* (Berkeley, Calif.: Celestial Arts, 1990), p. 250.
8. Scott J. Gregory, *A Holistic Protocol for the Immune System* (Joshua Tree, Calif.: Tree of Life Publications, 1989), pp. 83-84.
9. Norman Cousins, *Anatomy of an Illness* (New York: W.W. Norton, 1979).
10. Karen Shultz, "Laughter and Smiling—Good Medicine", en *The Essence of Healing* (Tucson: Theosophical Order of Service, 1984), p. 62.
11. Loise L. Hay, *The AIDS Book* (Santa Mónica, Calif.: Hay House, 1988), p. 132.
12. Swami Sivananda Radha, *The Divine Light Invocation* (Porthill, Idaho: Timeless Books, 1966).